U0280079

音乐疗法

［英］蕾切尔·达恩利－史密斯

海伦·M·佩蒂 著

陈晓莉 译

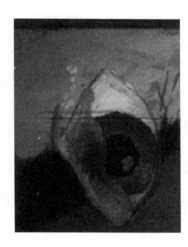

重庆大学出版社

献 给 我 的 父 母

序　言

现代音乐疗法从发迹到现在历经了半个多世纪的发展，其成果给予从业者信息、自信和成就感。人们逐渐意识到音乐是一种治疗的媒介——可用于启发灵感，放松身心，自我鼓励和恢复。因而，本书在开篇就非常恰当地说明了音乐在团体体验中的作用，强调旋律、歌曲、整体旋律能够克服多种障碍。的确，音乐将人们凝聚在一起，但更重要的是，音乐能够将拥有不同经历、来自不同背景、不同态度的人凝聚在一起。

多数人认为治疗关系在音乐疗法中占有重要地位。但是，治疗过程的现状可以形象地用"先有鸡还是先有蛋"这个悖论来形容。是音乐体验引导治疗目的，还是治疗目的决定了音乐体验？这个问题可以比作精神分析疗法和行为疗法取向、定性研究和定量研究、过程和结果，又或者是"来访者"和"治疗师"，"音乐疗法"和"治疗性音乐"中两者的关系。我相信最终答案是来访者的需求决定了音乐体验的本质和治疗的导向。蕾切尔·达恩利-史密斯（Rachel Darnley-Smith）和海伦·M. 佩蒂（Helen M. Patey）为我们提供了有趣的案例，展示来访者的需求是如何在音乐疗法中得到实现。

从精神分析视角（分析性音乐疗法）、人文主义视角／哲学人类学视角（诺道夫—罗宾斯音乐疗法）出发，本书从多角度探讨了音乐疗法原理及实践。两位作者都是经验丰富的心理治疗师和音乐疗法教师，通过案例阐述了音乐疗法的基本理论和专业方法。本书逻辑严谨，遵循从理论培训到临床实践的路径，具有英式风格。作者详细罗列了英国音乐疗法史上值得记录的"重要事件"，时间横跨音乐疗法整整45年的发展史。其所有素材取自以下作者的研究：温妮科特（Winnicott）、特里沃森（Trevarthen）、温（Wing）、达斯汀（Tustin）、莱茵（Laing）、霍顿（Horden）和其他一些英国主要音乐治疗师。这为本书第六章到第八章中的案例分析提供了很好的研究框架和理论支撑。所有案例都是真实的，讲述绝望和希望，痛苦和治愈的故事，同时，音乐体验满足了人们特殊的、迫切的需求。

蕾切尔·达恩利-史密斯和海伦·M.佩蒂以故事的形式很好地叙述了治疗案例，并以此引出了音乐疗法的框架，培训和职业训练，即兴演奏中的分析性音乐疗法以及诺道夫—罗宾斯音乐疗法两大取向的互补价值。两位作者用整整一章详细叙述了即兴演奏，描述了即兴演奏的表演形式和自由联想的价值，同时介绍了干预的方式和来访者的需求。她们的临床工作和相关案例是非常有意义、有价值的资源。这些案例清晰地阐述并说明了英国首位音乐疗法探索者朱丽叶·阿尔文（Juliette Alvin）的开创性理念。她让我们明白，音乐是由人创造的，因此，我们就能从人们的音乐中看到他们自己的影子。

托尼·威格拉姆（Tony Wigram）教授，博士

致 谢

感谢艾莉森·拉维尼（Alison Levinge）在本书早期编纂时的合作。

感谢同我们一起工作的来访者和合作人员给予的支持。

感谢露丝·伯考维茨（Ruth Berkowitz）、桑德拉·布朗（Sandra Brown）和海伦·奥戴尔-米勒（Helen Odell-Miller）在我们两人的职业生涯的各个时期中给予的指导和帮助。

感谢保罗·威尔金斯（Paul Wilkins）的细致编辑和Sage出版社所有员工。

感谢保罗·威尔金斯、朱丽叶·萨顿（Julie Sutton）和梅赛德斯·帕夫利切维奇（Mercedes Pavilicevic）审阅早期初稿并提出专业性意见。感谢克里斯托夫·盖尔

（Christopher Gale）、艾普利·帕金（April Parkin）和大卫·斯图尔德（David Stewart）送给我们英国音乐疗法发展的记事簿。感谢爱德华（Edward）、玛格丽特·佩蒂（Margaret Patey）整理的书籍和引用语，感谢 P. M. 达恩利·史密斯（P. M. Darnley-Smith）仔细地审阅手稿。

感谢露西·布朗尼（Lucy Browne）、希瑟·加普（Heather Gaebler）、乔·乔伊斯（Jo Joyce）、海伦·莫斯（Helen Moss）和萨拉·图克（Sarah Tucker）阅读本书章节并给予可贵的点评。同时感谢克兰·康斯坦丁（Colin Contantine）、玛丽·T. 达恩利·史密斯（Mary T. Darnley-Smith）、克里斯蒂娜·德里弗（Christine Driver）、弗兰·希斯曼（Fran Heasman）、萨拉·希金斯（Sarah Hoskyns）、贝丝·约克（Beth York）、朱莉安娜·麦克林（Julienne Maclean）和黛安·罗洛（Diane Rollo）的帮助。在他们的帮助下，本书才得以出版。

前　言

在合著本书之前，我们两人已经在美国犹他州州立大学的音乐疗法夏令营中有过合作。音乐疗法系主任，伊丽莎白·约克（Elizabeth York）博士对英国的音乐疗法即兴演奏方式很感兴趣。我们也和伊丽莎白博士面对面进行了交流，谈了谈彼此实践经历中的想法和观点。她邀请我们为音乐疗法实践者和学员设计一套夏令营课程，希望通过实际工作和临床案例，结合音乐疗法的历史背景和理论框架，介绍音乐疗法的即兴演奏治疗方式。在那一个星期的教学中，我们既兴奋又愉快。跨越大西洋进行交流，我们不仅将自身的经验带到了犹他州，也从犹他州收获了不少可贵的经验。美国学生的学习热情很高，这让我们以一种新的视角来看待自身音乐疗法的发展历史，对有重大意义的发展领域进行梳理。这让我们将英国的音乐疗法放置于全球背景下，以审视的眼光看待我们的临床工作。

　　本书旨在展示我们在临床工作中发现的新理念，其背景是 20 世纪 50 年代以来英国音乐疗法的实践和发展。我们会阐释当代音乐疗法中现场即兴演奏的产生和应用。即兴演奏法来源于经验丰富的音乐家、教育家、保健专业工作者和几位极具影响力的先驱的经验和实践工作。

　　音乐疗法，哪怕只局限于英国，都是一个宏大的主题。我们必须声明，我们是从自身经验出发写作，专注于我们熟悉的领域——各个年龄阶段的临床工作。凭借经验，我们认为，邀请一个人一起演奏实际上是建立人际关系和情感互动的过程。这也是我们坚持临床工作的兴趣和动力。当音乐作为治疗媒介在音乐疗法中占据重要地位时，精神分析的理论和实践为理解治疗过程提供了框架，为我们提供了可贵的视角。根据多年的音乐疗法临床和教学经验，我们希望能够向大家展示我们是如何工作，怎样理解我们工作的意义。

　　本书第一部分为音乐疗法打下了理论基础。第一章定义了什么是音乐疗法及音乐疗法如何发挥效用，并简要列举了这一现代职业的历史。第二章中，我们介绍了音乐疗法两大分支：一个是分析性音乐疗法，另一个是音乐中心音乐疗法，两者虽然都源于英国，但现在也受到全球的广泛认同。第三章探索了音乐在治疗中扮演的角色和治疗框架的重要性。我们在第四章中描述音乐治疗师的培训并列举出一些能够帮助治疗师继续职业生涯的资源。

第二部分重点介绍音乐疗法实践和临床案例。第五章和第七章中论述了我们基于自身工作经验对音乐疗法实践的一些思考和解决问题的方式。第六章和第八章中，来访者成为关注重点，我们在这两章中列举了一些临床案例，希望能够"让实践说话"。第九章引导读者关注并发现其他对音乐疗法有用的实践方法。

犹他州的夏令营课程邀请我们对英国音乐疗法的主要模式下一个清晰的定义。尽管我们可以这样做，但是我们却更愿意保持开放的心态，接受多种定义。当年，音乐、哲学和心理学的体验丰富了我们的探索者，而今，自身体验、来访者、教师、导师和同事的体验也不断丰富着我们。下面，在表达对工作的热情和迷恋的同时，我们会传达那些对来访者和治疗师来说都弥足珍贵的经验。

蕾切尔·达恩利-史密斯　(Rachel Darnley-Smith)

海伦·M. 佩蒂 (Helen M. Patey)

CONTENTS

目 录

第一部分   音乐疗法的起点

003   第一章   起点

031   第二章   音乐疗法的两大分支

048   第三章   音乐和治疗过程

076   第四章   培训与生存

第二部分   临床实践

097   第五章   即兴

123   第六章   儿童音乐疗法：四个案例研究

148   第七章   这可能是一个艰难的过程……
                      （在挫折中前进）

167   第八章   成人音乐疗法：四个案例研究

190   第九章   音乐疗法资源与信息

参考文献

第一部分

音乐疗法的起点

第一章 / 起　点

　　20多岁的艾玛坐在人群中，她既不熟悉周围的人，也不懂他们的语言。大家尴尬地沉默着。约翰请保罗"为我们唱支歌"，保罗深吸一口气，屋子里便忽地响起一首舒伯特写的德文歌。一曲毕后，几乎所有人都不停赞美。有人又建议约翰"唱一曲"。约翰说自己来自爱尔兰，于是就立刻开始唱起一支盖尔语歌曲。他的脚踩着节拍，用一面小鼓为自己伴奏。大家也开始踏着节拍，有几位还找了几种打击乐器配合约翰的鼓点。等约翰唱完，另一个人用艾玛的语言问她是否想加入进来。略略聊了两句，艾玛就唱起歌来。她的歌声悠扬，音域很高。所有人都静静地坐着，安静地听她唱完。大家又沉默了一阵，但是气氛却愈加放松。小组领导——音乐治疗师，拿来一面鼓，邀请大家和她一起演奏。很快，所有人都演奏起来，虽然中间夹杂着不同的声音和旋律，不过大家却共同创作出了一支新曲子。

音乐疗法是一个需要专业技能和系统知识的现代领域。这一职业需要音乐治疗师深深地融入音乐中，并渴望以音乐为媒介来帮助他人。尽管音乐疗法是新兴领域，音乐同治疗之间的关系却源远流长。作家和历史学家曾多次认为使人醉心于音乐是治疗或者医学的一部分。我们在过去 2 000 多年的史书、神话、传说和文学作品中都能找到类似的记录和叙述。可以说，早在社会之初，音乐可能就作为一种治疗手段而存在（West,2000：51）。今天，音乐疗法在全球广泛得到实践。它究竟是魔法还是科学？让我们尝试通过多种知识体系去解释它的功效。

为什么音乐有如此疗效？也许应该从下面两点谈起。第一，音乐为什么会成为一种全球广泛应用的治疗工具。第二，为什么"在过去一两千年的不同时间和文化中——也许还要更早——音乐被视为一种药物"（Horden, 2000：1）。

儿童心理学和生物心理学的现代研究表明了人类内在的音乐性（Trevarthen and Malloch, 2000）。内在音乐性从我们出生的那一刻就起着重要的作用。声音是我们最早的交流方式。婴儿在任何时候发出的声音都包含了音高、音色、节奏、强度和旋律等要素。更重要的是，这些声音表达了饥饿、满足、渴睡等情绪。婴儿依靠这些声音进行交流，而且，如果没有意外，他们最终会进入发展阶段学习说话。届时，声音就会发展成语言。父母能够本能地通过我们熟悉的发声要素，例如回音、调整语速和调整发声的音高和音色等方式与婴儿交流。所以，这里的音乐性并不是指拥有完美音色或者将乐器玩得炉火纯青。这种依靠直觉操纵音乐性声音的方式被称为"交流的音乐性"（Trevarthen and Malloch, 2000: 57），常指"人类交流的属性，特别是通过音乐表现出来的属性……（该属性）在顺畅的父母／婴儿交流中起着重要作用"。研究还发现，早期交流机会的缺失会对婴儿成长时期的情感和认知产生巨大影响（Malloch, 1999: 157）。

　　然而，在生命最初几个月中，声音不仅仅是自我表达和调节关系的方式。众所周知，音乐性声音以各种方式，因不同目的成为生命中的一部分。音乐治疗师常常提到，人类是音乐性的动物，我们的心在跳动，我们跟随"时间"而动。我们通过音高、旋律和音色说话交流。民族音乐学家格雷戈里（Gregory, 1997）列出了音乐的几类传统用途，这些用途"几乎由所有社会共享"：用作摇篮曲、幼儿游戏、讲故事、工作歌、跳舞、宗教庆典、节日庆祝、战争时代的音乐；起着个体符号作用的音乐；用以激发少数或者多数人的认同感的推销术类音乐，语言内部的交流的音乐；用以自我愉悦、使人康复或者催眠的音乐（1937: 123-137）。

　　音乐治疗师常常受邀参加讲座或研讨会，为同事、潜在来访者、学员或是感兴趣的公众讲解相关问题。在讲座或研讨会中，音乐治疗师通常会即兴邀请观众上台分享个人对自己和音乐关系的想法。这时候，房间里的气氛开始逐渐热烈。分享自身体验之后，大家发现原来在彼此之间存在这么多共同话题。一位母亲会讲述腹中孩子对音乐的反应。家长则分享他们牙牙学语的孩子与生俱来的音乐性。其他人谈到劳累一天后，静静听音乐的感受或者开车旅行中的音乐体会。更多的人会谈到某一首特别的音乐，开启了痛苦或者愉快的回忆——那段痛失所爱的日子，那段沉浸爱河的时光。在这样的场合，人们不需要知道音乐的治疗作用——他们在日常生活中已经体验了多次治疗。

所以，回到最初的问题，为什么音乐会突破时间和空间的限制，成为一种治疗手段？我们相信，那是因为人体中基本音乐要素的存在，这些要素能够用于寻求交流、自我表达（个人或是团体），促进身体、精神和情感的健康等治疗目的。

现在，让我们看看音乐疗法的定义，了解为什么音乐要素能系统地融入现代科学。

音乐疗法是什么？

世界音乐疗法联合会（The World Federation of Music Therapy, WFMT）对音乐疗法的定义如下：

音乐疗法是合格的音乐治疗师与来访者合作，运用音乐或者音乐要素（声音、节奏、旋律与和弦），通过设计的治疗程序，以达到建立和促进交流、交往、学习，调动积极性、自我表达、促进团体和谐和其他相关治疗目的，从而满足身体上、情绪上、心灵上、社会和认知上的需求。音乐疗法的目的是激发潜能，恢复个体机能，以便来访者能够达到身心更好地统一，通过预防、复原或者治疗使得生活状态最终得到改善。（1997：1）

该定义较为宽泛，有利于全球多种不同模式和治疗方法之间的融合。在国际音乐疗法领域，音乐疗法的实践有两大分支：

- 将音乐看作具有内在的恢复和治疗特性的方式；
- 将音乐作为治疗中相互作用和自我表达的工具的方式。

音乐的内在恢复或治疗特性

一些音乐疗法的模式在治疗或恢复的过程中运用了音乐的物理特性。来访者和治疗师之间的关系通常是次要的，治疗中音乐的应用才是主要的。示例如下：

体感音乐疗法

声音的震动或者单一的音调都曾用于"过去的文明或者不同文化中……用来医治身体疾病或减轻病痛……包括心理疾

病"(Skille and Wigram, 1995：23-24）。现在，该治疗方式利用音乐震动对身体生理的作用进行治疗。20世纪60年代这一趋势在斯堪的纳维亚半岛和英国得到蓬勃发展。起初，挪威人称之为"音乐浴"，最近，更多的是称呼为体感音乐疗法。斯凯利和威格拉姆（Skille and Wigram）写道：

> 音乐浴尝试着营造这样一种环境。在这样的环境下，身体能够"沐浴"在声音和震动中……所使用的仪器（获得国际专利认可）包括一张带有内置扩音器的床／躺椅或椅子。这一仪器连接着一个能够播放多种卡带的六信道信号装置。

> 体感音乐疗法要求来访者躺在床上，声音则通过空气直接传送至来访者的身体（1995：25）。

这一疗法对脑瘫、哮喘、腹痛、便秘、失眠、痛经和运动损伤等疾病有积极作用（Skille and Wigram, 1995：38-40）。同时，作为音乐疗法中一种被动接受式的音乐技巧，胡珀（Hooper, 2001：75）探讨了人际交流在音乐疗法中的重要性，简要说明了如何在英国十分流行的音乐疗法中，运用体感音乐疗法促进治疗关系，将来访者融入更为积极的音乐疗法中。

将音乐创造作为医治精神或身体疾病的直接手段

音乐疗法研究学者、历史学家查瓦·赛克莱斯（Chava Sekeles）讲述了古代音乐疗法的技巧如今在全球的广泛使用。印第安人就将音乐作为一种直接的治疗手段。她写道："部落治疗师仍然被视为最好的诊疗师，他的药方和药物是最强大的，没有任何人会质疑他拥有的自然之外的和超自然的力量。"（1996：6）治疗过程伴有赞颂和歌曲，传统以九天为一个周期，由一个受过培训的专业歌手或者治疗师本人进行演奏。"印第安人相信歌唱和咒语是能将病人的身心和周围环境和谐统一起来的根本方法。"（Sekeles，1996：6）

将录制的音乐作为治疗身体疾病的辅助手段

音乐疗法在美国不断发展，已将录制的音乐用于缓解和减少病痛、焦虑和压力，从而使来访者减少药物的使用（Standley，1995：3-22）。其中一个治疗过程要求来访者在治疗前或治疗中通过高品质仪器聆听他们选好的音乐，自行控制音乐的音量、开始和结束。此类治疗方法常用于多种治疗，甚至用于"手术前，减轻患者的焦虑，减少麻醉剂的用量"（Standley，1995：12）。音乐能够分散肾透析患者的注意力，减轻他们的不适。此外，音乐也在分娩过程中使用。斯坦德利在调查中发现被动的音乐聆听也是一种音乐疗法方式。音乐能够减轻癌症患者的痛苦，发挥药物的镇痛效用，对于早产儿或患病的儿童，音乐能够促进其体重增加，缩短住院时间（Standley, 1995：12）。

将音乐作为治疗关系中交流和自我表达的手段

全世界绝大部分音乐治疗师都将音乐看成治疗关系中交流和自我表达的手段，不过具体实施方法却千差万别，根据来访者数量、治疗目的和理论治疗基础而发生变化（Bruscia, 1998）。本节我们选择介绍三种不同的治疗模式。

社区音乐疗法（Community Music Therapy）

社区音乐疗法源于社会心理学与音乐疗法的结合，旨在为生活在社区团体的来访者提供治疗。现在，在社区音乐疗法中，治疗师要突破一对一或小团体的音乐疗法的工作模式，巧妙应对工作环境中的社会和文化因素（Ansdell, 2002）。这一模式在维多利亚时期慈善家那里得到进一步发展。那时，慈善家们鼓励成立唱诗班、乐队，举办音乐会，认识在医院和救济院中创建音乐团体的重要性（Tyler, 2000）。在同样的背景下，我们可以看到玛丽·普里斯特利（Mary Priestley）在20世纪70年代圣伯纳医院中对音乐疗法的多种解读，包括组织音乐治疗师进行的非正式的音乐活动和音乐表演（详见第二章）。

安斯德尔（Ansdell）详细区分了社区音乐疗法和社区音乐活动。社区音乐疗法由经过培训的国家注册治疗师展开，属于临床医学。社区音乐活动通常是由参与者领导，具有目的导向。虽然两者都在一个社区群体中展开，但彼此仍旧有区别。达恩利-史密斯通过对残疾人日托中心的调研对治疗性音乐和音乐疗法进行了划分，尽管在这一案例中音乐治疗师同时使用两种方法。例如，演奏圣诞赞歌，组织古典音乐"鉴赏组"属于"治疗性音乐"，而为失聪的人组织一个即兴演奏"音乐和诵读小组"则属于"音乐疗法"（Darnley-Smith，1989）。

尽管治疗性音乐这一术语相对较新，但它代表的领域却被音乐治疗师不断地改进发展，关注文化、社区及社会个人的私密的需求。

图像音乐引导法（Guided Imagery and Music, GIM）

这一音乐疗法中"深刻的精神治疗方法"（Goldberg，1995：128）源于20世纪70年代美国马里兰精神病研究中心的音乐治疗师海伦·伯尼（Helen Bonny）。"她发现当主体仔细聆听为治疗挑选的录制的古典音乐时，如果他们处在放松的状态，强有力的情感和有象征意义的图像就会被唤醒，从而将治疗引入更为深刻的层面"（Goldberg，1995：112）。每一个治疗阶段，治疗师都会根据来访者的经历（治疗重点的叙述），挑选适合的录制音乐来配合来访者的现有情绪（1995：

114-115）。图像音乐引导法拥有一套基本治疗流程，伯尼
（Goldberg，1995：114）认为包括："（1）治疗初期双方
的交流，（2）导入（令来访者放松，集中注意力），（3）聆
听音乐阶段，（4）治疗后期的整合。"音乐结束之后，治疗
师会鼓励来访者分享所有"在音乐中的感受和体验"，并记录
来访者的感受。治疗师必须和来访者保持良好的默契，"紧随
来访者的音乐体验，观察、倾听、给予口头回应，提供鼓励、
帮助和安抚"（Goldberg，1995：115）。这一方法在多种来
访者群体中取得成功，特别是有特殊治疗需要的来访者会借助
这一方法进行自我探索和自我实现。该方法要求音乐治疗师接
受特殊培训，且必须有导师在场。

即兴演奏音乐疗法

即兴演奏音乐疗法将现场即兴创作音乐视为来访者和治
疗师之间交流的媒介，是"协助关系"发展的重点。今天，英
国大多数音乐疗法实践运用的是即兴演奏音乐（Wigram and
Odell-Miller and Rogers，1993：574）。本书深入探讨的
正是这一方法。美国音乐治疗师和研究者布鲁西亚（Bruscia，
1987）曾记录下"即兴演奏式音乐疗法"的多种模式。他认为，
在"音乐疗法自身特点和即兴创作的哲学理论之外，即兴演奏
音乐疗法根植于多个治疗理论"（Bruscia，1987：10）。21

世纪初，英国出现了两大主流治疗理论，分别论述了音乐疗法的教学和实践。一类将音乐视为首要媒介，通过音乐，治疗方法才能起作用。另一类关注精神分析心理学治疗的理论和实践，从音乐内在和外在对治疗关系进行了分析。这两大主流的起源将在第二章中详细叙述。

走向现代专业

音乐疗法作为现代专业是从何时开始的，又是如何发展的？ 古科（Gouk，2000：3）认为，1948 年《音乐与医疗》（*Music and Medicine*）出版后，音乐疗法才在美国成为"一门被广泛认可的专业"。多萝西·M. 舒立安（Dorothy M. Schullian）和马克斯·肖恩（Max Schoen）共同编辑了这部内容翔实的论文集。这本书的开篇如下：

> 在第二次世界大战的悲惨岁月中，音乐和医疗相互融合，发展速度十分惊人。在军队医院和工厂中，音乐疗法占有重要地位，音乐被反复播放。在沉重的年代，音乐和治疗经历了几个世纪的发展，我们却仍然无法解释、梳理其中的复杂关系，因而在很多情况下导致了模糊和混乱。

在这段文字中，我们不知道"模糊和混乱"指的什么，但是舒立安和肖恩清晰地编排了该论文集，满足研究和学术需要，推动了音乐疗法的新发展。那时，音乐疗法已在美国萌芽。其发展包括 1944 年密歇根州立大学开设的培训课程，1946 年德克萨斯州堪萨斯大学也开设了该类课程。1950 年，美国音乐疗法协会建立（National Association of Music Therapy）（Bunt, 1994：4）。

同时，也许是受到了美国音乐疗法发展的启发（Alvin, 1968），英国开始尝试将音乐作为治疗工具。英国音乐疗法协会（BSMT，详见 14 页）公告上刊登了一篇匿名文章《音乐疗法先锋》（*Pioneers in Music Therapy*）（BSMT, 1968）。该文搜集了 20 世纪 40 年代晚期的音乐疗法案例，点评了西德尼·米切尔（Sydney Mitchell）博士和其他研究人员的工作以及他们撰写的相关文章。在沃姆公园医院工作时，米切尔在病人中组建了一支管弦乐队，"有弦乐手、钢琴手和打击乐演奏者"，不过，其"首要目标是治疗而非提高演奏水平"。 同时，米切尔分析了录制音乐对病人的影响，发现"古典音乐可以带来安全感"，而"民谣和传统音乐最有利于建立团队和谐。这些都深深地根植于最普遍的和谐感，能够让人产生心理共鸣，将人们联系在一起"（BSMT, 1968：18）。该文继续陈述米切尔的同事们在附近医院进行的治疗实践。

在调查嗜酒者和神经病患者的时候，赞克（Zanker）和格拉特（Glatt）曾经使用即兴音乐，并详细分析了每位患者的问卷调查。其研究结果表明"患者"对音乐的回应具有临床意义，能够体现病人的无意识。通过瓦解心理防线，培养放松的心情，引导情感宣泄，音乐疗法能够辅助其他治疗。（BMST，1968：18-19）

西德尼·米切尔逝世后，他的妻子诺拉·格鲁恩（Nora Gruhn）接手了他的研究工作。诺拉·格鲁恩是一名具有国际声誉的歌剧歌唱家，在自己工作的两家"精神医院"进行音乐疗法研究。她的工作随后扩展到其他医院。这一案例很好地显示了音乐疗法的早期发展，突破医学从业者层面，进入了音乐家领域。不过那时还没有针对音乐家们的正式治疗培训。20世纪50年代末，音乐家、教师、医生和治疗者聚在一起，组成了一个有趣的特殊组织——音乐疗法和治疗性音乐协会。1968年，该组织在伦敦市政厅音乐戏剧学院（Guildhall School of Music and Drama）举办了第一场培训课程，由朱丽叶·阿尔文主持。然而，得到认可的过程是曲折艰辛的。直到1982年，音乐疗法才被英国国民医疗服务体系（National Health Service in Britain）认可为一项有效的治疗方法。音乐治疗师必须拥有一套严格的治疗方法，而不是将音乐视为一种已经在医院中流行多年的创造性活动。要获得官方认可必须严格证明该治疗手段可以通过核心医疗和精神治疗达到自己的客观目的；音乐治疗师能通过培训掌握公众认可的知识和技能。如果音乐家突发奇想，将音乐技能用来治疗病人或其他目的就不满足以上要求。治疗必须有目的，能够通过客观方法达到该目的，并且通过培训的人能够掌握该方法。最重要的是，音乐疗法必须使外界的批评者信服，这是一门经得起审视和方法结论考究的学科。莱斯利·班特（Leslie Bunt）是由阿尔文培训的一名治疗师，他针对伦敦儿童进行了一系列研究。他写道：

> 20世纪70年代末，我开始在英格兰从事音乐疗法研究。尽管探索者们总结了很多关于儿童的工作，并在20世纪60年代和70年代初进行了发表，但我很快发现有很多详细陈述的证据亟待收集。只有这样才能将音乐疗法研究从早期的奇闻轶事中推进。来自资助机构和其他专业人士的压力不断增加，特别是来自医生和心理学家的压力，他们要求实践和最终结果必须相关联，并辅以清晰的操作和实验性工作的描述。（1994：19）

以上文字与希波克拉底（Hippocratic）对学科科学性的验证相呼应。早在公元前5世纪的希腊，希波克拉底和他之后的内科医生和学员忘我地对科学性进行了研究。他们关注今天医学人士关注的重点。他们希望将医学从一个由魔法、宗教和科学相互纠缠以致阻碍保健医疗发展的混乱世界中独立出来。希波克拉底的文章体现了严格观察的发展，案例的分析则是证明临床价值的方式。洛伊德（Lloyd）在介绍希波克拉底的导言中写道：

> 直到公元前 6 世纪末 5 世纪初，第一种可持续的运用批判性思维研究疾病起源和治疗的方法才出现。我们看到这一方法诞生之初就将医学视为理性的学科和技术，并维护和界定这一地位。（1986：13）

希波克拉底在文稿中批判了治疗中对"神学因素"的依赖，那些看不见只能主观感受的因素。神学因素既可被称作疾病的起因，因为疾病的起因通常是无法解释的，也可被看作是治疗者提供的治疗方法。在探索癫痫病的治疗方法时，从这一尖锐的观点可以看出早期希腊医生苦苦建立行业理性方法的挣扎和困难。（Lloyd，1986：237-238）实际上，现代音乐疗法的地位得到承认经历了相似的过程。很多针对音乐疗法的质问需要回答，例如，音乐疗法是否真的有效，如果是，那么是如何起作用的？但这样一来主观和直觉过程又纠缠在音乐疗法中了。

早期现代音乐疗法探索者不可能将治疗案例的成功或失败归结于神学因素。但是，早期探索者也无法脱离直觉，甚至是精神，来建立自己的方法，坚信音乐能够影响他们的孩子和成人后的生活。

音乐疗法：1960—1982

音乐疗法和治疗性音乐协会（The Society for Music Therapy and Remedial Music）成立之初，旨在将对音乐疗法有兴趣的个人集合起来，探讨专业性实践应该如何发展。20世纪60年代初期，执行委员会囊括了音乐教育者、精神治疗学家、医疗实践者和其他专业人士，其中很多人在之后的40年里广为人知。他们安排了短期培训课程（Dobhbs, 1966: 7），邀请了各个领域的讲者对音乐疗法进行介绍。丹尼斯·弗莱（Dennis Fry）教授、伦敦大学语音学系系主任，发表了一篇名为"声音和心理学"（Sound and Psychology）的演讲（1962）；弗兰克·霍伊斯（Frank Howes, 1962），时任《泰晤士报》（*The Times*）音乐评论家，发表了一篇名为"节奏与人"（Rhythm and Man）的演讲。该短期课程不断发展、延长。艾伦·帕西瓦尔（Allen Percival）任伦敦市政厅音乐戏剧学院（Guildhall School of Music and Drama）校长时，他找到了场地和教学设施，于是，1967年开始设立全职培训课程。同年一月，由于"国际联系日益增多，为了避免类似名字在英语国家国际交流时引起认定模糊问题，该协会更名为英国音乐疗法协会（British Society for Music Therapy）"（Dobbs, 1968：3）。当时，英国音乐疗法协会公布的阿尔文日本之旅，（Alvin, 1968：11-25）和美国制作的影片《音乐疗法和智力发展迟缓的儿童》（*Music Therapy for the Retarded Child*）上映（Johnson, 1966：8）有力地证明了国际交流的扩大。现在，英国音乐疗法协会仍然是一个慈善组织，致力于"促进音乐疗法的使用和发展。该组织宣传相关信息、组织会议、讨论组和见面会。所有对音乐疗法有兴趣的人都可申请成为其中一员"。（BSMT, 2000, Information Booklet）

专业音乐治疗师协会（Association of Professional Music Therapy, APMT）成立于1976年，关注经过认证的音乐治疗师工作和行业要求，为音乐需求者提供服务。专业音乐治疗师协会的工作范围随着音乐治疗师的发展，逐渐扩大，但其主要关注以下内容：

- 酬劳和工作环境；
- 培训；
- 研究，包括召开科学会议和大型研讨会；
- 联系官方机构，例如卫生部（前身为专业医学配套设施委员会）和后来的卫生专业委员会。

以下列举的是英国现代音乐疗法的重要事件，根据本行业近期的发展进行了更新，参考了班特（Bunt, 1994：3-16）、泰勒（Tyler, 2000）、罗斯（Loth, 2000）、威格拉姆等（Wigram et al.1993：573-604）、威格拉姆和希尔（Wigram and Heal, 1993）、瑟顿（Sutton, 2000）、盖尔（Gale, 2000）、罗伯森（Robertson, 1996）。

1958 年

- 朱丽叶·阿尔文建立了音乐疗法和治疗性音乐协会（Society for Music Therapy and Remedial Music），1967 年更名为英国音乐疗法协会（British Society for Music Therapy，BSMT）。

1961 之后

- 英国音乐疗法协会为有心发展音乐疗法的专业人士提供短期培训。

1965 年

- 《音乐疗法和智力发展迟缓的儿童》一书出版，作者为朱丽叶·阿尔文。

1968 年

- 伦敦市政厅音乐戏剧学院（Guildhall School of Music and Drama）。朱丽叶·阿尔文首次开设了硕士生全日培训课程。

1971 年

- 保罗·诺道夫（Paul Nordoff）和克莱夫·罗宾斯（Clive Robbins）合作出版了《智力发展迟缓儿童及特殊教育中的音乐疗法》（*Therapy in Music for Handicapped Children and Music Therapy in Special Education*）。

1974 年

- 伦敦南部的戈尔迪利医院。保罗·诺道夫和克莱夫·罗宾斯教授了第一堂培训课，西比尔·贝尔福斯特-皮尔斯（Sybil Beresford-Peirse）为发起人（该培训课现设于伦敦北部肯特镇的诺道夫—罗宾斯音乐疗法中心）。

1975 年

- 两部著作出版

《音乐疗法》（*Music Therapy*），朱丽叶·阿尔文著。

《音乐疗法实践》（*Music Therapy in Action*），玛丽·普里斯特利著。

1976 年

- 专业音乐治疗师协会（APMT）成立，其音乐治疗师包括托尼·威格拉姆（Tony Wigram）、玛丽·普里斯特利（Mary Priestley）、安吉拉·芬威克（Angela Fenwick）、埃斯米·托斯（Esme Towse）和奥里埃尔·沃里克（Auriel Warwick）。第一任主席是安吉拉·芬威克（Angela Fenwick）。

1977 年

- 保罗·诺道夫逝世。
- 保罗·诺道夫和克莱夫·罗宾斯共同出版了《创造性音乐疗法》（*Creative Music Therapy*）。

1978 年

- 吉莲·卡特莱特（*Julienne Cartwright*）在哈丁顿的赫德曼福莱特医院（Herdmanflat Hospital）建立了苏格兰第一个音乐疗法治疗站。

1980 年

- 伦敦城市大学设立研究院，莱斯利·班特被任命为第一任研究员。

1981 年

- 伦敦南部的苏格兰学院（现为罗汉普顿机构的一部分）。跟随诺道夫和罗宾斯学习之后，伊莱恩·斯特利特（Elaine Steeter）设立了研究生学位课程。

1982 年

- 卫生和社会安全部（Department of Health and Social Security）对音乐和艺术治疗师进行薪资评级和职称评级。
- 托尼·威格拉姆建立的"课程联合委员会"将三大主流

音乐疗法培训课程的领导者集合在一起。

- 朱丽叶·阿尔文去世。

1983 年

- 第一次学术年会在伦敦城市大学召开。该年会就音乐疗法研究方法中的定性问题和定量问题进行了探讨。（Wigram，1993b：138）

1985 年

- 莱斯利·班特被授予英国第一个音乐疗法哲学博士学位，以嘉奖他的研究"音乐疗法和残疾儿童：介入治疗效果评估"（Music Therapy and the Child with a Handicap： Evaluation of the Effects of Intervention）。

- 威尔士格温特郡卡里恩的圣彩医院首次雇用音乐治疗师。第一位任职者是蕾切尔·伯布里奇（Rachel Burbridge）。

- 第二届学术年会主题为"音乐疗法研究报告"。此次年会继续第一届年会的主题，寻求更适合的音乐疗法研究方法，特别是"针对一些音乐过程或是以来访者为中心的研究"。（Wigram,1993b：138）

1987 年

- 苏格兰音乐疗法理事会（Scottish Music Therapy Council）成立，"代表专业音乐治疗师协会（APMT）

在苏格兰的成员，与苏格兰官方交涉……增进音乐疗法
点，治疗项目和培训机会在苏格兰的发展"（苏格兰音
乐疗法协会，Smtc Constitution, 1987）。该理事会第
一任主席为玛丽·图谱（Mary Troup）。

- 第三届学术年会。此次年会上展示了新设备，包括视频
采集仪和来访者自我评估仪器。年会此时已成为该领域
的核心会议，每年举办。

- 英国音乐疗法协会（BSMT）和专业音乐治疗师协会
（APMT）将各自的一部分出版物进行融合，出版了
第一册《英国音乐疗法》（*Journal of British Music
Therapy*）杂志。第一任主编是玛格丽特·坎贝尔（Margaret
Campbell）。

- 北爱尔兰，贝尔法斯特。音乐治疗师朱丽叶·萨顿（Julie
Sutton）开始组建北爱尔兰的音乐疗法团体，得到了和
朱丽叶·阿尔文（Juliette Alvin）一同在伦敦受训的乔
治·吉布森（George Gibson）和居住在贝尔法斯特来
自澳大利亚的音乐治疗师维罗妮卡·葛雷夫（Veronica
Cosgriff）的支持。

1988 年

- 音乐疗法通过英格兰和威尔士当地政府的社会机构认
定，具有专业资格。

- 第一届艺术治疗师（艺术、音乐、戏剧和舞蹈）大会在北爱尔兰召开，题目为"共同的创造力"。此次大会由英国音乐疗法协会和北爱尔兰艺术治疗协会（Northern Ireland Group for Art as Therapy）联合举办。

1989 年

- 威尔士专业艺术治疗网络委员会在阿伯里斯特威斯举行成立大会。这一组织的成立旨在增强英国四大艺术治疗发展（见上）。他们在威尔士会面并承诺通过网络将整个国度的艺术治疗师联系在一起。克里斯·盖尔（Chris Gale）是第一任会议召集人。

1990 年

- 专业音乐治疗师协会（APMT）承认指导是临床实践中不可缺少的一部分。
- 贝尔法斯特的神经学咨询家迈克尔·斯瓦洛（Michael Swallow）率先成立北爱尔兰音乐疗法基金会。
- 苏格兰音乐疗法基金会成立，接受支持者捐赠。

1991 年

- 布里斯托大学。莱斯利·班特开设了音乐疗法在职研究生课程。该课程放宽了入学要求，接收没有传统音乐背景的申请者。
- 托尼·威格拉姆代表专业音乐治疗师协会（APMT）申

请该协会为国家认证机构。时任主席：蕾切尔·达恩斯－史密斯。

- 专业音乐治疗师协会（APMT）公布在英国注册的研究项目。

1992 年

- 欧洲音乐疗法大会在剑桥国王大学召开。该会议由专业音乐治疗师协会（APMT）和英国音乐疗法协会（BSMT）联合举办。组委会主席是音乐治疗师玛格丽特·希尔（Margaret Heal），执行人是英国音乐疗法协会的丹尼兹·克里斯多夫斯（Denize Christophers）。来自世界23 个国家的 300 名治疗师出席了该会议。

1993 年

- 由玛格丽特·希尔和托尼·威格拉姆主编的《卫生保健和教育中的音乐疗法》（*Music Therapy in Health and Education*）出版。

该书中包含剑桥协会的论文，是十多年来在英国出版的第一本有关音乐疗法的书籍。该书引发了大批新书的出版。出版商劳特利奇（Routledge）和杰西卡·金斯利（Jessica Kingsley）对音乐疗法抱有极大兴趣，大力支持新书出版，鼓励音乐治疗师出版自己的作品。

1994 年

- 剑桥，安格利亚理工大学。海伦·奥戴尔-米勒

（Helen Odell-Miller）和阿米莉娅·欧菲尔德（Amelia Oldfield）携手建立了音乐疗法硕士研究生课程。

- 阿察因。威尔士音乐疗法基金会建立，旨在促进威尔士音乐疗法的发展。菲尔·汤姆金斯（Phil Tomkins）是该基金会第一位荣誉秘书长。

1995 年

- 专业音乐治疗师协会（APMT）导师计划启动。

如果刚刚取得音乐治疗师认证的治疗师们想要成为专业音乐治疗师协会（APMT）的成员，必须接受认证导师 32 小时的指导。同时，专业音乐治疗师协会（APMT）建立了一个补充计划，在临床实践 5 年之后，音乐治疗师可以向特殊小组申请成为认证导师。（该名称随后改为注册导师，2011）。宝琳·艾特金（Pauline Etkin）是诺道夫 - 罗宾斯音乐疗法博士，安·斯洛博达（Ann Sloboda）是前任专业音乐治疗师协会（APMT）主席，两人为该机制的建立作出了较大贡献。

- 伦敦，圣巴特罗明医院组办了"专业间合作"大会。由英国音乐疗法协会（BSMT）主席海伦·泰勒（Helen Tyler）和佩蒂（Patey）共同主持。

该大会由英国音乐疗法协会（BSMT）和专业音乐治疗师协会（APMT）共同举办，着重讨论了音乐疗法和其他专业的合作。参会的有教师、演讲治疗师、精神治疗师和精神病学家。

- 音乐疗法全国性募捐。

这一募捐由英国音乐疗法协会（BSMT）和音乐疗法慈善会发起，为临床研究和工作募集资金。

- 苏格兰诺道夫 - 罗宾斯音乐疗法中心建立。

1996 年

- 音乐疗法国家注册中心正式得到国会认可。音乐治疗师收到了一份特殊的邀请函，赴伦敦威斯敏斯特下议院共同见证这一时刻。

1997 年

- 加的夫，威尔士音乐与戏剧学院，威尔士和布里斯托尔的音乐治疗师开设音乐疗法硕士研究生课程。该课程的主管是艾莉森·拉维尼（Alison Levinge）。这是首次在英国英格兰之外地区开设的培训课程。

1998 年

- 威尔士国民健康服务委员会由艺术、戏剧和音乐治疗师组成，通过威尔士健康和专业委员会直接同威尔士政府建立联系，1999 年更名为威尔士国民议会。
- 音乐疗法课程首次在爱尔兰共和国利默里克世界音乐中心开课。温迪·马基（Wendy Magee）担任课程负责人。

1999 年

- 专业音乐治疗师协会（APMT）正式认证了专业发展继续教育体系。

2000 年

- "欢庆音乐疗法——我们的过去、现在和未来。"专业音乐治疗师协会（APMT）和英国音乐疗法协会（BSMT）在伦敦圣巴特罗明医院举行千禧年大会。演讲嘉宾包括该领域早期的代表，罗宾斯（Robbins）博士、班特（Leslie Bunt）教授、安吉拉·芬威克（Angela Fenwick）和蕾切尔·韦尔内（Rachel Verney）。

- 音乐治疗师首次出席威尔士大会。菲力西迪·诺斯（Felicity North）担任艺术治疗师代表，并代表威尔士健康和专业委员会向国民健康服务委员会致辞。

2002 年

- 西比尔·贝尔斯福德 - 皮尔斯（Sybil Beresford-Peirse）逝世，她是诺道夫—罗宾斯音乐疗法中心创建者和第一任培训主管。

- 苏格兰爱丁堡大学莫雷教育学院开设音乐疗法培训课程。詹姆斯·罗伯森（James Robertsion）为课程主管。

- 音乐疗法全球大会在牛津召开。出席的嘉宾有 900 多人。大会由音乐疗法世界联合会、专业音乐治疗师协会（APMT）和英国音乐疗法协会（BSMT）共同策划。大会主持是专业音乐治疗师协会（APMT）和英国音乐疗法协会（BSMT）主席奈吉尔·哈特利（Nigel Hartley）。

这一事件表历时 40 多年，向我们清晰地展示了音乐疗法走向专业化的过程中的三个时期。早期（1958—1976 年），音乐疗法致力于由个体走向专业化，通过组织机构的发展和培训课程的介入，定义英国的音乐疗法。中期（1976—1990 年），音乐疗法的专业机构需要符合卫生部等官方机构的要求，丰富培训课程，建立科研学术机构。专业音乐治疗师协会（APMT）作为音乐疗法的代表性组织是这一发展阶段最重要的事件。第三阶段（1990—本书出版）见证了音乐疗法活跃于国家层面，和其他艺术疗法专业的结合，在国家规范机构健康专业委员会上占有一席之地。同时，这一阶段也是重新回顾早期专业作品的阶段。1992 年起，多种新书、新刊物出版，网站建立、国内和国际定期召开音乐治疗师大会。

　　本章以一个医院里的音乐疗法组小节选开头。下一章中，我们将详细地从不同角度了解音乐疗法领域的前辈是如何改进他们的工作，由此为本书后文的临床描述提供理论依据。

第二章 / 音乐疗法的两大流派

　　1999 年，全球音乐疗法大会在美国华盛顿举行，国际组织（Aigen,1999：14）审视了五大主要音乐疗法模式：行为音乐疗法（Behavioural Music Therapy）（Madsen and Madsen, 1968;Madsen, Gotter and Madsen, 1968）、贝纳森音乐疗法（Benenzon Music Therapy）（Benenzon, 1981）和伯尼图像音乐引导法（Bonny Method of Guided Imagery and Music）（Goldberg,1995）。还有两种源于英国的治疗模式：分析性音乐疗法（Analytic Music Therapy）和诺道夫—罗宾斯音乐疗法（Nordoff-Robbins Music Therapy）。这两种疗法对音乐疗法临床实践、教学和研究的发展都具有巨大影响力和重要性。其影响范围已经超出了英国本土，扩大到全球。

分析性音乐疗法：一次精神疗法的探索

　　《音乐疗法实践》（*Music Therapy in Action*, 1975）一书

中，英国音乐治疗师玛丽·普里斯特利记录了自己在米德尔塞克斯郡的圣伯纳德医院的工作。在同事吉莲·乐微（Gillian Lovett）、彼得·莱特（Peter Wright）和马乔里·沃德尔（Marjorie Wardle）的帮助下，她针对有情绪问题、精神或者心理问题的成人采用了多种音乐疗法手段。圣伯纳德医院是一间大型精神医院，建于19世纪30年代。那时它的名字是汉威精神病院。圣伯纳德医院拥有一批像19世纪医生威廉·埃利斯（William Ellis）和约翰·康纳利（John Conolly）的探路人。两位医生在医院里面施行新式精神疗法，康纳利在为病人废除所有身体束缚中更是作了莫大的贡献（Weinreb and Hibbert, 1993：696）。100多年之后，20世纪70年代到80年代，音乐治疗师们也广泛尝试新式治疗方式。医院的工作范围甚广，开设了音乐和律动学习班和音乐表演后，还为有严重精神疾病和情绪问题的病人提供个人和团体音乐疗法。同时，每周还举办一次音乐聚会，面向所有人开放。病人们知道了有这样的学习班后自发前来体验。音乐聚会将即兴演唱和治疗师与患者的演奏结合起来，与即兴演奏别无二异。音乐聚会"对医院中的人来说就是家"，普里斯特利写道（1975：95）："就像自己去了朋友家举办的一次音乐晚会一样"。

同时，音乐治疗师的探索团队发明了现在被称为分析性音乐疗法的治疗方式。最初，普里斯特利在接受音乐疗法训练时，基于自身心理分析的经验，提出了一种精神分析学角度的音乐疗法（Priestley, 1994：129）。尽管朱丽叶·阿尔文的工作也显示出了精神分析疗法的发展方向（Bruscia, 1987：83），但在 1968 年，专业的音乐疗法训练刚刚起步，"音乐在治疗中的应用还相对简单、单一"。 普里斯特利写道：

> 那时候，我正跟随伍斯特博士学习心理分析（一种关于音乐疗法的训练），我注意到精神病人一些更为隐藏，更具有问题性、矛盾性的现象。这些精神病人的意识和无意识向不同的方向运动，分散了宝贵的能量，才导致思维和行为上的混乱。（1995：129）

普里斯特利还受到了作曲家阿尔弗雷德·雷曼（Alfred Nieman）的影响。阿尔弗雷德·雷曼在吉尔德侯音乐学校教授音乐疗法学员如何自由即兴创作（Darnley-Smith 未出版；Hadley, 2001：122）。雷曼相信自由的音乐表达能够直接触动内心世界。普里斯特利引用了他说的一段话：

> 音乐告诉我们，两个世界真实的存在：内在世界和外在世界。内在世界是无法交流的，是一个精神的世界，是依靠我们外在世界交流方式难以进入的世界。音乐就是我们能够到达内在世

界的桥梁。因而自由表达在音乐疗法中占有重要地位。（1975：31）

于是，普里斯特利开始运用她在心理分析中掌握的洞察力去理解她和患者的合作。不久，她就将音乐视为情绪在声音中的自我表达，是与无意识建立联系的方式。普里斯特利将她的方法定义为"来访者和治疗师共同运用语言和有象征意义的即兴创作音乐，探索来访者的内在世界，为继续发展提供可能的一种治疗方式"（Bruscia, 1987：115）。

沃尔德（Marjorie Wardle）和莱特（Peter Wright）的亲密合作促进了分析性音乐疗法的继续发展。由于他们两人也涉足个人心理分析，于是三位同僚决定每周会面 2 小时，以便：

"在向病人使用音乐疗法之前，先在彼此身上进行音乐疗法实践。这是能够了解该疗法神奇力量的唯一方法。还为记录和建立数据库，提供有理有据的背景知识作出了贡献。"（Priestley，1995：129）

之后，他们将这一创造性的对等自主学习方式命名为"内在疗法"（Intertherap）。该疗法以心理学为支撑。普里斯特利建议内在疗法每周举行一次，最好就在治疗师接受自己的精神分析之后。内在疗法中，每个参与者都轮流充当"患者"。当扮演来访者的角色时，扮演者需要公开分享他们的"内心世界"，包括对梦境的反应或者对家庭生活的关注。扮演者用乐器表达他们当时的想法。普里斯特利写道，在经过了个人心理分析的情感波动之后，这样的治疗有助于"身体放松"，"创造了一种可以将生活经历融入的音乐，尽管在过程中需要解决特别棘手的问题"（1997：36）。对等自主学习不仅体现在音乐疗法中，也常见于在 20 世纪六七十年代发展起来的倾听疗法。倾听疗法寻求"治疗关系中权利的新突破……因为两人都掌握了同样的技巧，且都是同时从同一个人身上学来的，于是神秘感就消失了"。咨询师同样地受过一对一训练，每人轮流扮演患者和治疗者的角色，但是不涉及金钱往来。(Rowan, 1991：141-142)

分析性音乐疗法培训的学员和其他音乐治疗师同样可以接受内在疗法。体验内在疗法之后，普里斯特利发现了回应病人感情的技巧，以及如何鼓励他们在演奏中交谈的方法。音乐演奏和谈话的结合能将病人带入更为深层的心理冲突，可能对治疗产生帮助。普里斯特利认为，分析性音乐疗法的目的是"借助于音乐表达揭露无意识。这是一种了解自我的方式，因为内心中可能隐藏着比现实中更为强大的自己"（1975：32）。她继续说道：

以一位接受精神治疗的患者为例，她通过自己的创造力来表现她强硬的母亲在生活中给她带来的挫折感。她拒绝食物，行为夸张，企图自虐，诋毁人际关系。但在治疗师引导下以声音进行交流后，所有的这些创造力就立刻转化为一种积极的动力（1975：34）。

如之前提到的，分析性音乐疗法包括了谈话和音乐。音乐治疗师会和来访者讨论关注点，然后向来访者建议一个自我演奏的主题或者推荐一个与讨论内容有联系的主题。

下面是一个案例，这个案例中，治疗师运用了设定自我演奏主题的方式来帮助来访者关注内心的感受。

西蒙是一个年轻的小伙子。在音乐治疗师和其他专家的关心下，他最近才吐露儿时遭受叔父性侵的记忆。经过了长时间的精神治疗之后，他现在独自孤独地住在一家旅馆。由于出院不久之后还是忘不了儿时的记忆和孤独，于是他作为一名门诊病人出席音乐疗法。他感到旅馆管理者（他感觉是）讨厌他。"旅馆的环境不好，"他这样说道，"没有人在意厕所是不是堵住了，或者厨房从来就没有干净过。工作人员都太年轻，根本无法照顾每个人，也没有时间和你聊天，却还忙着组织什么社区会议！

真是可笑！"

音乐治疗师听到当地旅馆的管理如此糟糕不禁忧心，但没有以自己的担心作为回应。相反，她选择了她认为有效的治疗路线：关注西蒙同现在状况的关系，并且关注这些状况是如何同他的生活经历相联系起来的。她推荐了一个脑海中闪现的曲目："为什么我们不一起演奏首曲子，名字就叫'我活在何处'？"西蒙同意后，径直走向了电子琴，双手在上面弹了十分钟左右。他演奏了一串长长的音符，用的都是高音段，然后在低音段久久地按住几个键。音乐治疗师用大提琴和他一同演奏，但是发现根本无法同西蒙的音乐相配合。治疗师感到西蒙已经完全融入了音乐创作，把她隔绝在外。于是治疗师又用鼓敲出一些有节奏的温柔的单一音符，尝试着让西蒙听见，让他知道自己在聆听他的音乐，他不是孤独的。当音乐结束，西蒙气冲冲地开始谈论旅馆的住客。治疗师询问西蒙对他们刚刚演奏的音乐是什么感觉。西蒙回答说他的音乐是"他的黑洞"。治疗师又问他对自己的音乐和刚刚一起演奏的经历有什么感觉。西蒙回答说他根本没有听见她在演奏。

在接下来的讨论中，西蒙开始了解治疗师的音乐并给予言语的回应，他在旅馆感受的孤独与漠视激起了他对儿时的痛苦回忆。音乐治疗师自己在西蒙的音乐中感受到的是他不相信任何人。

布鲁西亚（Bruscia）写道：

> 分析性音乐疗法的一大特点是来访者即兴演奏的音乐会受到感情、想法、图像、幻想、记忆、事件、环境等因素的影响。来访者和音乐治疗师都认为这些因素是需要通过治疗来进一步探索的。"命题"即兴演奏一开始就是有程序的或者"有关联的"，通过音乐符号和外界相联系。（1987：116）

通过推荐即兴演奏的主题，治疗师促使西蒙将他的音乐和自身处境联系起来。通过语言的帮助，他能够将听到的音乐视为一种符号，或是与自己相联系的一部分。

《音乐疗法实践》一书出版之后，分析性音乐疗法的发展和内在疗法极大地影响了音乐疗法其后25年的发展。分析性音乐疗法是英国第一股音乐疗法的潮流，心理治疗理念由此开始被人们视作是一种移情或反移情作用（Scheiby, 1998：214）。另一些治疗师则专注于精神分析学（Streeter, 1999：12），并开始掀起一股音乐疗法的潮流，也就是他们称作的"精神分析角度的音乐疗法"（Heal, 1989, 1994；John, 1992, 1995）。

尽管分析性音乐疗法和内在疗法在英国没有成为专门的培

训课程，其理念已对培训音乐治疗师产生了影响。精神疗法课程融入了他们的课表。今天，所有的课程都含有一些体验性部分，如个人心理疗法，每周音乐疗法小组或是心理治疗师组建的小组。其根本原因在于"一个人无法真的了解精神分析学（或是深入关联），除非此人能够先了解自己。如果不通过接受挑战和成长，一个人也很难了解自己不为人知的部分"（Swiller, Lang and Halperin, 1993：542-543）。对于20世纪80年代早期及之前的学员来说，参与一个针对自己的治疗过程能够直接了解自己的内心世界。这也是普里斯特利、沃尔德和莱特创立内在疗法的初衷。普里斯特利写道："在自己没有和同事一起实验某种治疗方法之前，绝不将该治疗方法用于我的来访者。这已经成了我的准则。当我在治疗时打破这一准则之后，我常常追悔莫及。"（1995：129）

普里斯特利分析性音乐疗法中的方法在英国、欧洲、斯堪的纳维亚（Scheiby, Nygaard Pederson, 1999：59）和美国得到广泛应用（Scheiby, 1998；Bruscia, 1998）。斯洛博丹（Sloboda, 1994）的书中有一个案例。那时，她正在为患有厌食症的成人来访者进行治疗。她在书中描写了来访者和治疗师如何共同创作音乐，并录下了整个过程。音乐结束之后，来访者和治疗师会重听录下的音乐，分享他们的感受。音乐治疗师鼓励来访者发表自己在演奏音乐时的体验，是否在两人合奏时听出了两人的交流，分享脑海里出现的任何想法和图像。斯洛博丹发现这个方法非常有效，这个方法和玛丽·普里斯特利分析性音乐疗法的模式如出一辙。事实证明，该模式能有效治疗患有神经性厌食症和饥饿症的来访者。斯洛博丹叙述了自己和乔安娜（Joanna）合作的过程：当治疗过程开始后，起初的音乐代表来访者被轻视和压抑的自我，那是需要治疗的部分。用她自己的话说，两个相互冲突的意象或比喻出现在脑海里（有的意象看得见，有的只有声音）。起初她的厌食症表现为：口干舌燥，紧张，生命感缺失，僵硬，脆弱，焦躁不安，拒绝所有接触。乔安娜在演奏音乐时，敲打乐器来描述她"厌食的自我"为"毫无生命的骷髅，骨头散了一地"。

在这一阶段，乔安娜避免了任何有回音的乐器，奏出低沉、刺耳的声音，并在乐器中频繁地来回转换。

另一个意象与感情相关，通常都由小提琴或钢琴演奏。乔安娜将这段音乐描述为"流畅的，流淌的，有生命的，有感情的，有理性的，丰满的"。

我们讨论了这两类音乐比喻的特征：毫无生命的骷髅和充满生命的河流，有可能反映出一个悖论。虽然乔安娜明显偏好于后者，但她的自尊、自我认识和自信都和前者相关联。乔安娜将她小提琴演奏中深沉、明亮的特征认为是她"尘封的"具有感情的、脆弱的自己。她如同找到了另一种声音，能够凭借

这声音表达自己，探索未知。小提琴的声音是乔安娜表达特殊
情感的方式，除此之外，她还没有找到适当的言语表达方式。
（1994：257-258）

斯洛博丹引用了诺兰（Nolan）关于音乐"诱导超出音乐
外的联想"的潜质是"对来访者贡献最大的地方"。通过联想，
这样的即兴演奏使即时的感情能够成为一种更强大的意识。
（1994：249）

治疗中的音乐好似为来访者提供了一面镜子，让他们能够
看清自己。借助于音乐和谈话，来访者能够对自己有一个崭新
的认识。

诺道夫—罗宾斯音乐疗法：一种音乐中心的疗法

本节介绍的是诺道夫—罗宾斯音乐疗法。和分析性音乐疗
法一样，诺道夫—罗宾斯音乐疗法被看作音乐疗法五大国际实
践模式之一。它的创建者,诺道夫(Nordoff)和罗宾斯(Robbins)
却不乐意以"诺道夫—罗宾斯"作为该疗法的标签。罗宾斯曾
在 1974 年告诫他的学生"我们教授的所有技巧必须根据具体
情况，具体分析与应用。否则音乐疗法就成为了教条，失去了
创造力"。（Aigen,1996：32）尽管如此，两位先生的案例分
析、研究、写作和教学已经成为伦敦城市大学，德国维藤—黑

尔德克大学、美国纽约大学、南非比勒陀利亚大学、澳大利亚西悉尼大学和苏格兰爱丁堡大学六所学校培训课程的基础。尽管文化背景和学术要求因地域不同而有所改变，但其核心的哲学体系和基本教学方法明显根植于两位前人的研究。

1959年，诺道夫和罗宾斯开始合作。当时罗宾斯（b.1925）是特殊儿童教师，诺道夫（1925）是美国作曲家和钢琴家，为学校教职工表演钢琴独奏。两人就在罗宾斯任教的学校相遇。学校位于英格兰乌斯特郡，名为"桑菲尔德儿童之家"。人类学哲学家鲁道夫·施泰纳（Rudolf Steiner）制定了该学校的教学准则。鲁道夫·施泰纳十分看重音乐和艺术对儿童发展的影响。诺道夫在学校心理医师郝伯特·古特（Herbert Geuter）医生的邀请下负责一项研究艺术在治疗中应用的学校项目，运用自己作曲家和音乐家的技能参与儿童的即兴演奏，并对他们的反应进行评价。罗宾斯对在自己的学生中使用音乐疗法特别感兴趣，因而成为了诺道夫的搭档，确保后续项目的顺利进行（Nordoff and Robbins, 1992）。

1959—1960年期间，他们两人在桑菲尔德学校共事，诺道夫、罗宾斯和具有不同需求，残疾以及残障的个体或儿童团体都合作过。最初，每位儿童被单独带入音乐室，用鼓、铜钹、手鼓或鸣钟等简单的敲打乐器来表达情绪。当罗宾斯鼓励儿童参与的时候，诺道夫就会用钢琴演奏配上自己的声音来对儿童演奏的音乐进行回应。后来，诺道夫在接受 BBC 采访时说道：

> 我们会跟上孩子的节拍，无论是什么，走路的、摇头的、脚一上一下的节奏或是击打的节奏。我们也感受他可能会发出的声音，尖叫也好，尖叫着哭泣也好。然后我们会在音乐中反馈给他，这样他就对自己习惯性做的事情有了一个新看法。然后，自然而然的，我们的目的就达到了，孩子们对我们说："这是我，这就是我，我只能这样做。"（BBC, 1976）

所有的儿童都具有这样的特质，能够创造声音和节奏，并对别人的音乐作出反应（这一点我们在上一章描述特里沃森和马洛赫的"交流音乐性"的时候就已经了解）。诺道夫和罗宾斯的写作中将这一特质定义为音乐性儿童。

> 音乐性儿童（The Music Child）是指每个儿童与生俱来的内置的单独音乐特质：音乐性儿童指的是普遍性的音乐敏感性——是对于音调和节奏组合与关系与生俱来的无法解释的敏感性；它也代表每个儿童音乐性反应中突出的个人意义。（1977：1）

然而，这样的反应并非立刻体现在所有诺道夫和罗宾斯的小来访者身上。由于他们身体、情绪和心理障碍等因素，他们对自我和他人几乎没有认识，也因而感到迷茫和混乱。就是在这样重要的状态下，音乐治疗师们的技能才可以通过音乐或"与音乐性儿童见面"（1977：1）从而建立一种关系。

谈到桑菲尔德学校的早期经历，诺道夫和罗宾斯写道：

这些启发解释了每个儿童对音乐的反应都是不同的。许多儿童通过特定的乐器表达了他们的自我认识或在关系中的发展。一个孩子可能和音乐结构融为一体，另一个可能醉心于旋律，还有的在最简单的节拍中找到安全感……那些音乐的类别和情绪都能唤起儿童的重要回应。根据经验，我们会使用东方音乐、中世纪教堂音乐、东欧音乐和其他不同地域和历史文化背景的音乐。一名男孩可能需要最抒情的音乐，而另一名可能需要最嘈杂的音乐。（1985：34）

即使在两人合作的最初阶段，他们也显然将找到每个孩子"需要"的音乐，并放在最重要的位置。保罗·诺道夫认为钢琴能够营造多种旋律，节奏、和弦和音色，于是用自己的钢琴创作了多种多样的富有音乐性和感情的作品。离开桑菲尔德学校之后，这对搭档拜访了许多施泰纳创立的学校和医院，展示他们的新方法，同时，他们也受到同事们的批评：

对我们来说，要证明我们对音乐的运用是适当的是不小的挑战。许多工作者发现大多数音乐是嘈杂的、不和谐的，太多旋律糅杂在一起。他们认为对有残疾的孩子，音乐应该是安抚性的、柔软的、和谐的，可以是活跃的，但不能具有刺激性……但是这些都只是一种中性的愉悦方式，而不是音乐疗法，并可能对儿童的生活造成压抑和制约。我们热诚地相信，音乐能够做的不只这一点。（1985：44-45）

音乐能够触及儿童的感情生活。这样的热诚信念就是诺道夫罗宾斯哲学的基石。

在桑菲尔德学校的工作之后，保罗·诺道夫放弃了表演，余生都作为音乐治疗师、研究者和教师。他和罗宾斯一道回到美国。在美国，他们的工作得到了美国心理卫生研究所的资助，成为费城宾夕法尼亚大学资助的自闭症儿童日托中心团队的一员。在那里，他们拓展了早期的临床研究，开始仔细研究即兴创作音乐对音乐关系和儿童日常生活的改变作用。这一期间，诺道夫和罗宾斯应团队要求工作，重点研究分析和评价的方法。该团队以心理学家为首，囊括多种学科领域。他们设计出了三张量表，其中两张已经公布并被音乐治疗师作为常规量表使用（1977：177-208）。量表包括：《量表1：儿童—治疗师音乐活动关系表》（*Child–Therapists Relationship in Musical Activity*）和《量表2：音乐交流表》（*Musical Communicativeness*）指出音乐的指向程度。量表1的特点在于运用参与性和抵抗性评估音乐关系。正如他们所说：

> 并非所有在治疗中的回应都是参与性的：自闭症，患过自闭症或者其他情绪波动的儿童，他们的抵触也以各种形式阻碍或者影响治疗关系的发展。在很多情况下，参与性会立即跟随和／或在一个抵触性行为后产生。（1977：181）

量表和每个治疗阶段的卡带记录一同使用，分析卡带，做记录（使用磁带计数器标下重要的时刻）然后评估。需要重视的是，这些评估量表并不是用于评分或者测试来访者的能力。相反，它们是用于帮助治疗师，特别是学员提高以下能力：

- 敏锐的听力和细致的临床观察力；
- 客观性感知力；
- 临床导向力；
- 描述工作的专业语言能力；
- 同其他专家交流的能力。

1962—1967年在宾夕法尼亚，诺道夫和罗宾斯积累了许多临床资料的卡带并且写在案例分析中。他们也出版了几卷"演奏曲目"，收录了他们为个人或团体治疗时即兴演奏的曲子。

应西比尔·贝尔福斯特—皮尔斯（Sybil Beresford-Peirse）之邀，1974 年，诺道夫和罗宾斯回到英国，在他们即兴演奏音乐疗法的基础上教授第一届诺道夫—罗宾斯培训课程。培训课程在儿童医院举行，帮助拥有钢琴演奏高级水平的音乐家成为治疗师，为有特殊需要的儿童服务。1980 年一个募捐委员会购置了房屋，之后该房屋就成了第一个诺道夫—罗宾斯音乐疗法中心，教授培训课程，成了一个临床和研究中心。西比尔·贝尔福斯特-皮尔斯担任主席和首席训练师。保罗·诺道夫去世后，克里夫·罗宾斯继续教学、研究和写作，继续他们共同进行的工作。同妻子卡洛·罗宾斯（Carol Robbins）一起，他们建立了纽约的诺道夫—罗宾斯音乐疗法中心和培训课程。

从 1974 年始，诺道夫—罗宾斯基础教学课程已将范围扩展到包括婴儿、健全的来访者和老年人，除了钢琴之外也加入了其他乐器。同时，教学内容也得到了拓展，囊括了其他在音乐疗法实践中的新兴理念，包括精神分析学、音乐学、美学和儿童心理学。无论如何，以音乐为中心这一前提从桑菲尔德学校的工作开始就占据着中心地位。

第三章 / 音乐和治疗过程

　　莎莉是一家伦敦医院住院部的新护士，主要负责照顾患有长期精神健康问题的成年人。作为音乐治疗师蕾切尔的助手，负责准备每周一次由五位住院病人参与的音乐疗法小组。蕾切尔一边和莎莉摆放乐器，一边向解释她要怎么帮助促进治疗的进程。这时，另一位护士莫妮卡闯了进来，大笑着，拣了一面小手鼓敲出一串飞快的音符，跳着，叫着："哟！哟！"莎莉和蕾切尔也笑了。之后莎莉问道："什么是音乐疗法？它能干什么？"

　　蕾切尔问她能不能描述一下莫妮卡的演奏。

　　"非常有力量！"莎莉说。

　　"那这样的描述能不能告诉你莫妮卡是一个怎样的人？"

　　莎莉想了一会儿说："嗯，有时候莫妮卡就是那样——快速，又有活力，就像那面小手鼓。"

　　蕾切尔又问她们俩有没有注意到当莫妮卡开始敲鼓之后，房间里的气氛就变了，大家都感到更放松了。两位护士都认同，又笑了起来。然后三人意识到她们应该整理下思绪，因为患者们马上就要进来了。

还有什么比一场生动的即兴演奏能更好地解释这一问题呢？一场短短的音乐交流中就可以窥见一些基本的音乐疗法的规则。莫妮卡在演奏小手鼓的同时，她：

- 即兴创作了声音、节奏和交流；
- 和周围的人交流；
- 并且表达了自我的一些特点。

蕾切尔借助她们共同的经历回答了莎莉的问题"什么是音乐疗法"。1990 年，专业音乐治疗师协会（APMT）执行委员会回答同一问题时，也借助了同僚 30 多年的经验。他们写道：

音乐疗法为来访者和治疗师的关系提供了一个框架。关系的发展能改变来访者的精神状态和治疗的方式。音乐治疗师与不同年龄阶段的不同的来访者交流。来访者的问题或者缺陷也许是情绪上的、身体上的、精神上的或者心理上天生的。音乐治疗师努力通过音乐创造一个临床环境，建立交流，创造一种可以分享的音乐经历，以达到预期的治疗目的。（APMT，1990）

为了得到这样复杂的定义，音乐治疗师对音乐的本质作以下假设。

六大基本假设

1. 音乐是一种通用媒介。世界各地都可以发现其中的节奏、音高、音色和旋律等元素。

2. 音乐可以被广义定义为"有声，通过乐器或者力学发出的有节奏、旋律、和弦的声音"（《新企鹅音乐词典》，P.914）。

3. 心理、神经和身体对音乐的反应不会受到疾病或损伤的影响。

4. 音乐作为表达媒介出现在语言产生之前。

5. 自由的音乐表达，为全面表现、表达自我提供了一种无须言语和表达媒介的交流方式。

6. 无论是事先准备好的演奏还是即兴演奏，都会在音乐经历中激起广泛的感受和情感。

让我们进一步探讨这六大基本假设。

音乐是世界性的，它的节奏、音高、音色和旋律在世界各地都可以找到。心理学家和作家安东尼·斯托尔（Anthony Storr）在他的书《音乐与思想》（*Music and the Mind*）的开头写到，"现今发现的文明中，没有一种不包含音乐"（1992: 1）。

音乐治疗师通过这一假设认为我们和音乐存在联系，音乐是我们表达自我的一部分。安斯德尔（Ansdell）对人类固有的音乐性的声音进行了描述：

> 我们能创作和欣赏音乐，主要在于我们具有与之相适应的身体结构。脉搏的律动和语调的音韵，身体的张弛、动作的节奏、心情的突然紧张和放松、重复和发展，无不与音乐的节奏相类似。总之，音乐为我们获得某个世界的经验提供条件：身体上的、情感上的、智力上的和社会上的条件。（1995：8）

通过第一章我们已经了解到音乐在不同的社会团体——不论是个人还是团体——中的应用程度。音乐是与生俱来的，并不局限于某几个人。并且，音乐具有能够将人们团结起来的能力。约翰·斯格博达（John Sloboda）声称音乐是由简单的节奏组成的，能够让一群人同时一起演奏。他说：

> 如果（在音乐中）没有参考点，那么人们就无法作出必要的预测和调整，使自己和别人达到一致。只有一致才使得音乐性行为在全世界结构化为社会现象。（1985：259）

音乐可以被广义定义为"有声，通过乐器或者力学发出的

有节奏、旋律、和谐的声音"。在音乐疗法中，我们对音乐的定义很广，治疗课程中的声音可能包括：

- 人类原始的声音或者婴儿的哭声；
- 声音编成的精巧乐曲；
- 自由的、即兴发出的声音，不在意结构和形式；
- 由物体而不是乐器发出的功能性声音，例如关门的声音或者移动椅子的声音；
- 或者是由体感振动床发出的电子类声音（详见第一章）。

有时，音乐治疗师只用特定的音乐来达到积极的效果，所以这一广泛的定义非常重要。帕夫利切维奇（Pavlicevic）写道：

> 如我们所知，音乐疗法中，重要的并不是创作（或演奏）"好听的"音乐——这一点很难得到音乐家的理解。作为音乐家，想要诠释韵律节奏，达到和谐的结构，那是根植于我们文化习俗里的——我们想要达到平衡、系统，达到某种释放——即便是在（称为）"自由即兴演奏"中，也是如此。但是在临床即兴创作中，我们却不能顾及这些——虽然那也是音乐，但在我们看来，它背弃了我们。在音乐疗法中，我们需要在节奏点上制造声音，去迎合孩子们，成人或老人制造的声音；去配合对方"正在"演奏的任何东西。这（做法）不一定"符合"所有的音乐惯例——不论是在任何文化中。（1999：25）

心理、神经和身体对音乐的反应并不会受到疾病或损伤的影响。有时，音乐对那些无法理解语言和身体语言的人能够产生意义。当来访者由于阿尔兹海默症（老年痴呆）遭受严重痴呆的折磨，音乐对他们也有意义。实践中，阿尔德里奇（Aldridge）和布兰德（Brandt）写道：

> 患有阿尔兹海默症的来访者对音乐有所回应是一个重要现象。认知能力退化表现为语言退化，音乐能力却似乎得到了保留。这也许是因为在语言发展过程中，其基石是音乐性的，先于语义和词汇功能而存在。（1991：29）

来访者非常紧张、生气或者愤怒时，治疗师无法进行交谈或交谈太危险。这时，音乐就能够作为一种直接交流的形式。音乐也适用于由于器官或者心理原因无法发声的来访者。音乐疗法假设音乐可以被任何人使用，无论使用者的认知能力、身体和情绪受损有多严重。亚瑟(Usher)解释其中的原因时，写道：

> 音乐和我们身体中的节奏、音调和情绪的波动联系非常紧密，以至于它能够和情感的波动或其他神经反应建立一种独特的交流方式。音乐的功能可以跳过受损的大脑区域或者同还

未发展的区域建立联系；将毫不相干的事件重新联系起来。
（1998：4）

音乐作为表达媒介出现在语言产生之前。在第一章中我们知道，音乐性是与生俱来的。我们能够通过声音来表达我们的想法和周围的人交流。特里沃森和马洛赫（Trevarthen and Malloch）的研究表明，父母—婴儿最早期的交流并不是依靠语言产生意义的，而是通过表达性的声音，或者"婴儿直接性话语的韵律"以及面部表情和动作的配合来完成。音乐治疗师已经将凭借直觉即兴演奏，不借助语言的交流方式应用到更为复杂的音乐交流中以达到表达和治疗的目的。帕夫利切维奇在她的"动态模式"理论中探索了临床即兴演奏和早期交流的关系。她认为动态模式"解释了音乐疗法即兴演奏中音乐和情绪模式的关联"（2001：276）。

自由的音乐表达，为全面表现、表达一个人的自我提供了一种无须言语和表达媒介的交流方式。在治疗时，音乐治疗师假设即兴音乐演奏是来访者在任何时候的表现和自我展示。我们在莫妮卡和莎莉的故事中看到了音乐表现了莫妮卡的性格特征，并影响了屋子里其他人之间的关系。

这也是诺道夫和罗宾斯在桑菲尔德学校早期和孩子们进行音乐疗法的经验（详见第二章）。他们写道：

儿童通过他们对即兴演奏和音乐的回应描绘出了一幅自己的音乐自画像。每个儿童都是与众不同的。很显然，个人病理学、个性和他展现的音乐自画像之间一定存在直接联系；每个案例中对音乐的反应都可以描绘出当时的心理状况。（1992：34）

无论是事先准备好的演奏还是即兴演奏，都会在音乐体验中激起广泛的感受和情感。在音乐疗法中，我们让音乐和情感、情绪融合，成为治疗关系的基础结构。帕夫利切维奇写道："在音乐疗法中，情感活动能够通过音乐活动表现出来；音乐和情感是'相互融合的'，也就是说，一方能够表现另一方。"（1995：52）

当来访者能够通过语言表达，就可以加入对音乐和感觉的讨论。这能够促使来访者和治疗师对他们的经历有更清晰的认识，更能思考某一特殊的时刻的意义。虽然音乐自身不能用语言表达，对很多来访者来说，这样一种将谈话和音乐性语言结合的方式是治疗过程重要的一部分。就算分析师无法用语言分析其他来访者的音乐，也可能无法帮助他们——实际上，音乐已经在进行自我表达了。特里沃森和马洛赫对音乐的潜能有如下看法：

一个人制造出任何音乐性声音——即兴演奏，凭记忆重新演奏的，根据乐谱演奏，或者在治疗中的回应——都是具有表达目的，能够交流的。实际上，创作音乐是一种主体间性行为，是一种能够直接提供个人动机信息和行为的方式。通过这一行为，动作之外或体验之外的隐含意义能够被人理解。（2000：4）

这六大关于音乐的基本假设统一在音乐疗法即兴演奏的实践中，即使是在英国现在的实践中也是如此。接下来，我们将关注即兴演奏在音乐疗法中代表什么，它和其他场合下的即兴演奏或即兴演讲有什么区别。

什么是即兴演奏？

专业音乐治疗师协会对音乐性即兴演奏有如下定义："声音或停顿的任意组合，自发地创作出一个有始和有终的作品。"（1985：4）即兴演奏和所有的音乐制作是浑然一体的，不论是严格根据指令的乐器表演，还是在某个时刻不由自主的创作。帕夫利切维奇提醒我们，即兴演奏一直以来都是音乐表演的一部分："在音乐可以被乐谱记录下来之前，口头传诵的传统歌曲和文学作品通过表演的形式流传下来，然后每个表演者都添加了一些独特的东西在音乐中，尽管过程十分微妙，音乐却就此发生改变。"（1997：73）

然而，乐谱没有成为即兴演奏的绊脚石。即使是在演奏记录最为详细的乐曲时，音乐家也有创作的机会。当音乐家找到一种新方法来诠释某一乐章或者强调某一个节奏，即兴演奏甚至可能在演奏过很多遍的曲目中发生。在听众看来，新的创意可能改变了表演，而其他演奏者可能对新创意有自己的回应。还有一种时候，一名音乐家需要即兴演奏，那就是他犯错的时候，例如弹错了调子，就必须找一个方式将调子调回正轨。安斯德尔（Ansdell）描述了钢琴家凯斯·杰瑞（Keith Jarrett）对一段爵士的即兴演奏。在此，音乐类别不仅允许在音乐中发生失误，还让失误成为一种即兴创意的方式：

> 杰瑞的左手弹着固定的曲式，不停重复一个曲式，但他似乎弹错了某个音符。不过，他拥有的音乐灵活性让他立刻运用这个"失误"创作了一些新的东西——在这个"错误的键"上面继续弹下一个副歌，并"改正"回来。这听上去不是完全正确，在小细节上有所启发，之后改变了该曲子的原谱。（1995：24）

很多西方当代音乐中，例如爵士或者灵魂音乐，就是基于一个固定的音乐框架中的即兴演奏。某些音乐家，例如，伦敦音乐家集合体，就对自由创作和表演很有兴趣，倾向自由发挥音乐风格、音乐长短和音乐内容。将即兴演奏加入表演的音乐家都承认他们在和其他音乐家共同即兴演奏的时候感受到了同伴的情感经历。对音乐家来说，即兴演奏不仅仅是一种对乐曲、节奏、和弦的艺术手法——他们是用即兴演奏的方式对自己的听觉感受进行回应。于是我们就离"音乐疗法中的治疗关系能够为我们提供什么"这一话题更近了一步。

临床即兴演奏

临床即兴演奏是音乐即兴演奏中的一种特殊方式，在音乐疗法框架下使用。专业音乐治疗师协会将这种方式定义为："带有特殊治疗意义和目的的音乐即兴演奏，促使回应和交流的产生。"（APMT，1985：5）

音乐治疗师精心挑选各式乐器，这样，来访者即便没有任何音乐知识或技能也能演奏，治疗师和来访者都能自由地加入音乐演奏中。乐器包括调好音准和没有调好音准的敲打乐器，例如木琴、钟琴、各式各样的鼓、铜钹、铃鼓、鸣钟、铃钟和不同民族的打击乐器。也可能包含管乐器和口哨，弹拨式和弓形弦乐器，以及钢琴在内的键盘乐器。音乐治疗师可以使用自己的乐器，如钢琴、风琴或弦乐器，或者其他能够用来和来访者一起演奏的乐器，某些情况下，来访者还可以在治疗中携带

自己的乐器。临床即兴演奏的目标是让自发性的声音或音乐元
素成为治疗师和来访者交流、表达、相互回应的方式和重点。
一个私密，不受任何打扰，可信赖的环境有利于双方建立相互
信任的关系。邀请来访者用在场的乐器演奏，治疗师则一边聆
听，一边用乐器给予回应，治疗关系就这样建立起来了。音乐
即兴演奏的运用意味着，总体上，治疗师不用预先准备任何演
奏材料，而只需要观察当他们和来访者一同演奏或唱歌时，自
己和来访者之间产生的音乐是怎样的：音乐即产生于此时此刻。

即兴演奏开始

　　那时蕾切尔在一家治疗有精神问题老人的医院工作。就在
音乐疗法的房间里，音乐治疗师蕾切尔和苏珊第一次见面。苏
珊正处在痴呆症的早期。蕾切尔给苏珊展示了所有的乐器，并
请她随便转转并尝试一下有兴趣的乐器。一开始，苏珊只是看
着乐器，偶尔拿起来看看然后又翻过来看看。之后，苏珊在立
着的一面小鼓前坐下，抽了一根鼓棒，敲出了柔和的声音。蕾
切尔挑了一面气鼓，敲了一个相似的音符作为回应。苏珊略带
惊奇地看了一眼治疗师，愣了一下，之后又敲了另一个音符。
蕾切尔等了一会儿，沉默里有一丝紧张的气息，作为回应又敲
了起来，保持了同一个音调。苏珊很快又奏了起来，蕾切尔又

给予回应，但这次没有停顿，只是以一个缓慢的相同音符作为回应。苏珊模仿着蕾切尔的声音，又隔了一会儿，她们就一起演奏起来。

在首次见面的时候，治疗师对什么是和来访者一起演奏的正确或错误的方法都没有计划或者预期。苏珊演奏的任何音符或者她不演奏的时候的沉默都是治疗师通过直觉，找到如何建立关系的方式的基础。

表演中的即兴演奏和临床中的即兴演奏

即兴演奏：一种特性

这里，我们所说的表演即兴演奏和临床即兴演奏的区别在于两者的目的与意图而不是实际奏出的音符。有时，音乐疗法时的音乐对不知情的听者来说就是在表演时自由演奏的曲子。实际上，在表演即兴演奏和临床即兴演奏中，随时可能出现有创意的音乐灵感并由当时的演奏者用自己的方式演奏出来。

两者区别在于即兴演奏的目的是如何*引导*即兴演奏音乐的导向：

- 在音乐疗法中，即兴演奏的目的是为了建立治疗关系以达到临床目的。

- 表演中的即兴演奏是为了营造音乐关系，以达到自身的艺术目的。

让我们更细致地了解其中的区别。

表演中的自由即兴演奏

在缺乏联系时，和他人合作演奏现场音乐是不可能的。在表演中，即兴演奏的目的只是单纯为了创作音乐，这一点不论是在预演中，录音中还是音乐家之间的切磋中都是一样的。例如，音乐家可能开始用木琴演奏。另一名音乐家就能找到一个节奏并与之配合，制造出张力或对立感。并不是说，在非临床环境下的音乐创造和经历对音乐家之间或音乐家与听众之间的关系没有影响。个人进行表演即兴演奏的目的是为了与团体中的其他人进行互动。总的来说，音乐家出于音乐创作的目的会不停地作出选择，即兴创作，以达到表达或者艺术目的，而非治疗目的。帕夫利切维奇在这一方面做了一些体验研究，她和同事一起叙述了该现象。

在和桑德拉·布朗（Sandra Brown）的合作项目中（Brown and Pavlicevic, 1996），我们轮流在即兴演奏中（1）担任治疗师和来访者的角色，并（2）以音乐家的身份一起即兴演奏。

在分析录音带时，我们发现作为治疗师时，并不是以音乐来定义即兴演奏，而是我们如何感受别人，感受来访者，感受音乐。作为音乐家，我们发现我们可以"演奏"真实的、夸张的音乐，演奏允许我们自由的创作音乐，发展音乐，以音乐引导即兴演奏。（1997：66-67）

临床中的自由即兴演奏

在临床自由即兴演奏中，治疗师在音乐中找寻可以同来访者相联系的东西，他们仔细聆听，观察来访者对自己音乐的反应。治疗师会评估：

- 来访者的交流方式——是通过乐器、语音、动作还是面部表情？
- 是谁最先开始演奏，来访者还是治疗师？
- 当治疗师开始演奏时，来访者是否停止演奏？
- 来访者是否注意到了治疗师的回应？
- 来访者让治疗师出于附和地位还是同伴地位？
- 来访者演奏的是独奏还是为治疗师留出了演奏空间？
- 在一场音乐对话中，来访者如何回应治疗师的音乐？

来访者可能通过以上方式或其他方式给予治疗师音乐回应，为治疗师了解来访者的交流能力提供线索，指出音乐疗法的导向。这意味着，在即兴演奏时，治疗师为了临床治疗目的不断地作出音乐选择。即兴演奏的方向是受临床目的而不是音乐目的主导。例如，我们的客户苏珊，刚刚通过一面小鼓开始了音乐疗法，她有可能会转向木琴。治疗师也可能奏出一段节奏支持她的演奏。节奏具有音乐性，但以这样特殊的方式演奏的目的不是为了创造出音乐本身的美，而是治疗师本能地寻找和病人建立适合交流的方式。在这个例子中，治疗师是为了营造一种安全感。

作为一名音乐治疗师，必须了解表演中的即兴演奏和临床中的即兴演奏的区别。音乐治疗师必须牢记一点，通过音乐和来访者建立的关系具有音乐和临床两种目的。

建立一种音乐疗法关系

至此为止，我们一直关注于音乐疗法实践中的音乐，但还有其他重要的部分。例如，儿童来访者可能：

- 被开灯关灯等抢先吸引；
- 躲在钢琴后面；
- 玩玩具而不碰乐器；
- 想提早结束治疗；
- 把玩乐器而不演奏。

一个成人来访者可能：

- 停止演奏然后开始谈论个人问题；
- 在演奏结束后突然离开房间；
- 接受治疗时常常迟到。

因为和音乐没有直接关系，以上行为可能会被我们忽略。这样我们就可能错过来访者传递的重要讯息。仅仅对来访者的音乐进行回应是不够的；根据我们的经验、理论框架和理解音乐内及音乐外的交流方式结合才是最重要的。在探索音乐疗法的过程中，我们要重视发生在音乐疗法阶段的任何事，并找出它们的潜在关联。以下的两个案例分析，第一个是儿童，第二个是成人，都说明了在音乐疗法中出现的其他状况。

案例分析：保罗

保罗五岁了，患有安格曼综合征（天使人综合征），每周和治疗师海伦一起参与音乐疗法会。那是一种基因缺陷导致的病症，会引起身体和认知缺陷，特别是语言缺陷。保罗活泼爱动，常常吵着要参加治疗，把脸贴在等候室的玻璃门上，急不可待地等待海伦去接他。但一旦到达治疗室，他就在乐器间来回穿梭，敲一两下，然后就把鼓槌扔到地上，跑到门边摇手"再见"。从保罗对音乐的态度可以想象他在家的情形，从一个玩具换到另一玩具，很快就失去兴趣和注意力。五分钟过后，保罗觉得做完了所有他能做的事，是时候回到母亲身边了。任何延长治疗会的举动都会让保罗感到紧张和伤心。最初，仅仅几分钟后就结束治疗，让保罗看到妈妈还在等他，还比较合适。他在治疗中的表现折射出他在与母亲分离的过程中遇到的困扰，特别是在要睡觉的时候，他更是无法独自静下来。在治疗早期，海伦以音乐游戏的方式敲出一些短小、有规律的音乐节奏来鼓励保罗继续超出他平常注意力范围的演奏。那音乐很有趣，有摇篮曲的特点。渐渐地，治疗过程变长了，保罗也可以适应整整半个小时的治疗。

在保罗治疗的后期，分离带来的焦虑成为他生活中的新问题。保罗接受每周末离开家前往临时托儿所。对于患有慢性失眠的保罗和他的父母来说，这是唯一的希望。但是保罗还是很沮丧，整夜无法入睡，让整个家庭都深感忧虑。每个星期当音乐疗法室的门关上的时候，保罗都开始大哭，吵着要妈咪。尽管对于海伦来说，听到保罗大哭是很难受的，但是她也不能提早结束治疗。海伦知道，她的任务不是去安慰保罗，拥抱他或者把他的注意力从哭泣上转移开，而是要用音乐反映出他现在的悲伤和失落。她不能为保罗做一切，但她可以帮助保罗接受并忍耐分离带来的痛苦。在一次治疗中，当她弹着一首伤感的小调，唱着"保罗在这儿，海伦也在这儿，妈咪也在这儿，等着小保罗"的时候，保罗坐在地板上，将头放在一面小鼓上，好像那面鼓是一只枕头。他深深地叹着气，跟着音乐的旋律重复"妈—妈"。

此时，欢乐的摇篮曲消失了，演奏的目的是表达保罗的情感。往常半个小时的治疗会，就成了保罗和母亲每周分别的预演。海伦和保罗都能够度过这一困难的时段，并在音乐中表达深深的失去感和焦虑感。这些情感跟随保罗很久了。几个月的治疗之后，情况有所好转，保罗开始接受他和他父母每周一次的分别。尽管过程是痛苦的，但是紧跟治疗的时间安排，缓解保罗的沮丧才是治疗的最终目的。

在第二个案例中，治疗师一边聆听来访者演奏音乐中的变化，一边在音乐上和情感上给予自己的回应。

案例分析：费利佩

费利佩是一名 30 岁出头的男子。经过评估期后，他参加了 12 次短期的单独音乐疗法会。在孩提时代，费利佩饱受被人忽视的折磨。青年时期他有过多次恋情，主要是和男性，有些比他还年长。20 岁左右，他开了一家油漆和装饰公司，但两年之后行业惨淡，他最终失业了。自从公司倒闭后，他就变得孤僻，郁郁寡欢，他的全科医生建议他去了一所精神健康日托医院。全科医生基于他的失落及生活状况作出这样的决定，希望他能够在医院接受帮助和治疗，能够更了解自我，能够释怀。费利佩问他的主要护理工作人员（一名职业治疗师）自己能不能参加音乐疗法，说想要尝试"所有的艺术疗法"。在前两次治疗中，费利佩选择了木琴，几次过后，又加入了别的乐器，例如小鼓、沙锤和木鱼。音乐治疗师蕾切尔大部分时间都演奏钢琴，有时候也用康茄鼓或者其他木琴。蕾切尔发现两人之间的音乐非常流畅，她可以轻松地和费利佩合奏或者加入新的曲调或音乐灵感。反过来，费利佩也有很多音乐灵感，能尝试新乐器并奏出不同的声音。但是，在第三次治疗的时候，费利佩开始演奏沉重单调的曲子，蕾切尔开始觉得吃力，节奏慢了下来而且找到一种回应的方式似乎更难了。自此之后，治疗会开始变得冗长，蕾切尔开始觉得昏昏欲睡或者想早点结束治疗会。她的音乐灵感枯竭了，无法和费利佩配合。她的思绪会从治疗转到自己每天的琐事，似乎和费利佩共处一室都很困难。之后的好几个星期，蕾切尔尝试了各种方法来鼓励费利佩，包括听他讲他求职的经历，讲他找新的安身之所。他也谈到了自己和离异的父母之间的紧张关系，特别是和他的父亲，他对父亲经济的依赖，等等。当蕾切尔不断了解他的生活，试图明白是什么使得他如此抑郁的时候，蕾切尔偶尔也会给予支持的评论。蕾切尔同时竭力保持治疗以音乐为中心，推荐双方都会演奏的新乐器，或者特殊的音乐体裁，例如他们常常用来即兴演奏的"蓝调"。但是没有什么能够缓解房间里面萦绕的昏沉沉的气氛和毫无生命的音乐。

最初两次治疗后，蕾切尔很难同费利佩交流，就好像他已经不愿意通过音乐和她进行交流。可以看出来这也是费利佩生活的一种模式，很快能和别人拉近距离，却无法进一步建立关系，于是封闭自己。此时，当治疗陷入僵局，最重要的是蕾切尔不能放弃治疗，认为不会有结果，她应该始终分享费利佩难以了解的情感，尽管过程很困难。为什么蕾切尔认为这是重要的，又应该如何达到呢？我们现在用费利佩的故事来描述在音乐疗法中框架的意义。

治疗框架：奠定基础

治疗框架或者建构工作在所有疗法的良好实施中具有重要意义。盖瑞（Gray）对此有详细叙述（1994）。艺术治疗师玛丽恩·米尔纳（Marion Milner, 1952）是"第一个用艺术家的框架比喻说明这一概念"的人。盖瑞列举了米尔纳的作品（Gray, 1994：5）。就像构图框架为艺术作品划定边界并容纳艺术作品一样，治疗框架容纳治疗师和来访者的成果。尽管，理念上，这个结构存在并可预知，盖瑞强调从治疗过程的断裂或失误中学习的重要性。在下一节我们举例说明治疗规律的重要性。

1. 治疗规律

治疗框架要求治疗有规律，包括会面时间和地点。规律性为治疗建立起重要的节奏，使得来访者在经历治疗过程时产生安全感。规律性又和与来访者之间的合同和协议相关。例如在某些情况下，急性精神病房只是音乐治疗师和来访者之间单独进行治疗的口头协定地点。在另一些场合，例如，来访者已经连续几个月或者几年去同一个地方进行治疗的时候，就需要订立口头的或是书面的合同。对某些来访者来说，在哪儿进行音乐疗法不能由别人指定，比如非常年幼的儿童或者有严重学习缺陷的儿童，就必须和父母一方或者监护人签订合同。但是之后，音乐治疗师可以花一段时间来评估，尝试找出来访者对音乐疗法是否有反应，还是仅仅只是感兴趣。总的来说，在治疗师和来访者，或者说来访者监护人之间达成一个基本的协议，共同意见是很重要的：

- 会面时间；
- 治疗会的性质，例如，单独治疗会，一次或者多次会面以便评估，或持续一系列的治疗会面；
- 会面的频率（每周一次，每周多次）；
- 酬劳（对于治疗师的专业付出）。

这一协议代表双方咨询和访问关系的建立。治疗师提供专业技能，来访者积极寻求帮助，这就是建立工作联盟的重要基石。在费利佩的案例中，双方同意的是，短期治疗，耗时 12 周。这是日托中心跨部门团队的特别要求，因为他们担心来访者会太依赖治疗。回顾起来很有可能是这样的安排让费利佩感到不安，于是在第三周的时候，费利佩认为治疗即将结束。费利佩没有出席最后两次治疗，让音乐治疗师非常失望和苦恼，但并没有吃惊。因为这也说明了费利佩感情的脆弱，这在早期评估的时候没有显现出来。就治疗师对来访者的了解层次来说，费利佩没有参与的治疗和他参与的治疗传达了同样重要的信息。

2. 时间界限

如前面所述，保罗的例子说明，在营造心理安全感的时候，一个清晰的时间结构是非常重要的。费利佩的音乐疗法在每周同一时间开始，持续一小时。这使得治疗时内容的变化更为清晰。既定的时间构建成一个框架使治疗会中的即兴演奏或者其他事件都得以进行。如果治疗师蕾切尔决定在任何她认为"与音乐无关"的时刻中止治疗会，那么她就体会不到费利佩传达的信息，感受不到他维持关系的艰难。费利佩一向很准时，蕾切尔常常看见他坐在音乐疗法室外面的椅子上等着治疗。蕾切尔感觉他的严谨带来了一些能量，也在交流中体会到他参与治疗的决心。如果音乐疗法晚了几分钟，那么他的生物钟带来的能量就会消失殆尽。在费利佩看来，自己迟到或是准时，甚至是来不来参加治疗对治疗师来说都没有什么区别。

3. 音乐疗法室的隐私保护

这间屋子曾经被日托医院作为他用，不过已经特别指定为音乐疗法会举行的地方。这不仅仅是实际的考虑，更是创造了一个不被人打扰，值得信赖的空间。当与费利佩相仿的来访者参与进音乐疗法时，他实际上是向治疗师暴露自己的脆弱。如果进行治疗的房间常被打扰，就无法建立安全感和信任感。更重要的是，音乐疗法一类的治疗工作需要来访者和治疗师高度集中注意力。稍有打扰，注意力就会中断，无法重建。一旦被打扰，治疗师在治疗时间都会深感内疚，因为他没有维持好一个值得信任的治疗空间，同时也会因为同事对治疗的不尊重而气急败坏。这些情感都会使得治疗目的偏离。

创造并维持一个安全的空间并不容易，因而尤其需要注意守时的重要性。治疗师应该坚持守时，特别是在一些时间观念不强的组织中，会面通常都要晚几分钟，而病人常常超过了预约时间还在等待。

始终保持精确的时间控制有时也是不切实际、不合适的。有些情况下，应该优先考虑其他因素。例如，如果音乐治疗师准时到达治疗病房却发现通道由于护士正在安抚一位发狂的病人而堵住了，那么治疗就得延迟。老年人的治疗室可能会由于感染而被隔离，也就无法进行集体治疗。在学校里，如果音乐治疗师每周只工作一到两天，那么治疗师就要花费大量的耐心和毅力来建立治疗机制。因为在学校，特殊活动或者课程需要都可能优先于治疗安排。治疗师可能到达学校才发现学生们都出去课外活动了或者参加某个特殊项目去了。

这些环节的脱节都可能降低治疗师的积极性，治疗师可能感到工作超负荷或者生病。在这些情况下，治疗师不能放弃治疗结构，治疗师应该将治疗结构牢记于心，同时作好被打断的心理准备。

4. 结束

据说，对于飞行员和乘客来说，最危险的就是起飞的时候和降落的时刻。在音乐疗法中，最为重要和敏感的时间段也是开始和结尾。治疗的整个过程都可能受到以上几点的严重影响，从而影响治疗效果。路易斯·赞坎（Louis Zinkin）对心理疗法分析进行点评时说道："将某一个过程引入结尾和直接结束之间有很大差别。"（1994：18）治疗过程就像生命过程，结束是一个必经的阶段。治疗的结束并不是在治疗结果达成的那一瞬间就截止了，治疗结束和开始及过程一样，是一个重要的部分。

由于各种原因，例如来访者突然转院或者转校，治疗只得中断。此时，治疗师可以通过其他方法终止治疗，例如拜访一次来访者，或者给来访者写封信。特别是在来访者自己无法掌控环境的时候，这才是重要的方式。在其他情况下，例如来访者逝世了，假若可以提前预知，就可以融入告别的过程。如果是突然死亡，治疗师可以通过向导师反思自行终结治疗。参加来访者的葬礼也是结尾重要的部分，此时音乐治疗师是否献上音乐都不重要。反之，计划中的结尾和治疗的长度有关，有时可能持续几周，有时是几个月，以反思或者哀悼音乐疗法的过程为主。

治疗框架：精神心理分析学理论

众所周知，人类有能力识别并对他人的感情作出回应。一位母亲不仅仅听见自己的孩子在哭泣，并且从哭声中感受到他的需求。婴儿独自无法掌控或表达饥饿或生气等复杂情感，所以他将情感通过哭声的表达投射到母亲身上。母亲感受到了婴儿的情感并用食物或者安抚等婴儿能够明白的方式进行回应。这样，婴儿才能存活下来。布朗（Brown）和佩达（Peddar）引用了达尔文（Darwin）的理论：哺乳动物有一种能力，能够"理解同类关于情绪状态的非语言线索，以便知道对方是敌是友"（1991：63-64）。精神心理分析学理论坚信我们在成年期会模仿早期关系最亲近的人，特别是我们的父母。这一模仿在和权威人物的关系或亲密关系中表现最为明显。心理治疗运用**移情**（*Transference*）和**反移情**（*Countertransference*）的概念。移情是指早期关系中情感的转移，通常将对父母的情感转移到现在的某人身上。例如，和家庭生活相对应的有等级关系组织的工作环境中，相似的情感就可能被激活。忙碌的经理由于没有留心某个雇员，因而可能被视为不负责任父母的形象。这也与雇员在家中的地位和父母的关系有关。精神心理分析学将这种现象称为移情来揭示无意识的联接并将这种联接带入意识层面。安全保密的心理治疗环境，使治疗师仅仅披露很少的个人信息，这有助于双方逐步产生并认识到移情作用。治疗师对来访者移情的有意识或无意识的回应被称为反移情。在音乐疗法中，音乐治疗师的体验和对来访者音乐方式的回应都可能被看作反移情的表现。

在费利佩的治疗中，蕾切尔最初能够以轻松的、有创造力的演奏给予回应，但在第三次治疗中就无法做到了。即使能够给予回应，也是通过低沉、压抑的方式。但并没有显而易见的原因能够解释为什么会导致这样的结果。蕾切尔还是原来的音乐治疗师，她的音乐技能也没有退步。蕾切尔并没有忘记如何去回应费利佩的音乐，但不再对他通过音乐表现出的交流给予回应了。蕾切尔通过音乐的反移情感受到了费利佩强烈的需求并将她置之于外的能力。在费利佩和保罗的案例研究中，治疗师对音乐疗法框架有明确的定位并能够影响治疗的进程，特别是对时间的掌控。对治疗会中非音乐因素作出回应也十分重要——保罗的哭泣和费利佩的"沉重"都是会引起治疗师情绪的变动，需要治疗师注意并能够被理解为反移情的要素。这样对来访者的理解，根据我们所知的案例，都不是单一的因果关系。治疗师通过自身情感进行回应包含了自我学习的过程——通过培训和个人治疗学习的知识和在临床指导下学习的内容。在第四章中，我们会讨论培训和当下的临床工作。我们会讨论音乐疗法家必须经过怎样的培训才能应对每日工作中的音乐性、情感性和心理性状况。

第四章 / 培训与生存

> "音乐体验最少需要三个人参与：一名作曲家，一位演奏者和一名听众。除非三人齐聚，否则就不能构成音乐经历……听众需要付出的努力和其他两者是一样的，这是由作曲家、演奏者和听众组成的神圣的三角形。"

> 1996 年 7 月 31 日，本杰明·布里顿（Benjamin Britten）在接受第一届阿斯彭奖时的获奖词

现场的音乐演奏是音乐家和听众之间的一次亲密交流。不仅仅要求音乐家具备传递音乐的核心力量的交流技能，听众的素质也会影响表演者和表演。潘尼洛普·古科（Penelope Gouk）认为"任何音乐家都是潜在的治疗师，几乎在任何地方都是。因为仅仅是聆听音乐——在音乐厅，在私密的家庭中，或是在医院病房——都像是体验一次治疗"（2000：11）。

所以，无论音乐家是否对音乐疗法感兴趣，他们可能都常常体验到自己选择的艺术形式成为治疗媒介的潜力。不少音乐

家申请参与音乐疗法课程，由此可以看出，很多人都希望将此作为一种职业，但是并非每个人都愿意遵循一套特定的培训。有些音乐家受聘于一些社会团体，向庇护所或难民提供帮助。他们也会在学校、医院或监狱工作，和少年犯或瘾君子或嗜酒者合作。这些音乐家会和那些可能有音乐天赋的人分享自己的音乐技巧。在此，音乐的作用可以从不同的角度解读，并因音乐环境不同而变化，可能是教育性的、创造性的、艺术性的，或者治疗性的。某些环境，虽然有治疗意向，但未能创造一个艺术性活动的治疗框架。音乐家允许自由的加入任何可以作为治疗方式的艺术形式，而非专注于治疗关系的建立。剧作家大卫·黑尔（David Hare）描述了自己写作剧本，后来被拍摄为《午夜巴黎》（*Paris by Night*）时的经历：

> 在屋子里，我获得了一种巨大的、持久的满足感。在拍摄时萦绕了几个星期，只要我们在工作，艺术的过程就会完成自身的使命：安抚我们的心灵，澄清我们的大脑，将所有事情变得井井有条……那是我生命中最幸福的一段时光。（1988：ix）

社团环境，例如社会服务日托中心，可以探索 * 另一种治疗方式，音乐创作可能以艺术性或创造性为目的，但来访者的

---

* 在此感谢 1996—2000 年间伦敦大学伯贝克学院以及金史密斯学院参加成人教育课程的音乐家们，感谢他们通过口头和书面形式分享的工作经历，对此观点有很大启发。

情感是关注重点。这一需求根据来访者与别人形成团体的困难程度，或者破坏性，挑战性行为而定。在这样的情况下，如果音乐家对来访者的问题具有深度研究的兴趣，那么这个音乐家可以考虑接受音乐疗法培训。有的音乐家则会对如何吸引来访者加入音乐创作更感兴趣，醉心于出入音乐作品坊，参与音乐学院或大学举办的社区音乐交流课。

此时，我们要研究音乐治疗师的培养过程。我们会研究谁具有申请者资格，训练课程的内容以及开设这些课程的原因。最后我们会看到音乐治疗师如何提高自己的工作并加深对病人和来访者的了解。

音乐疗法培训课程要求

1. 音乐性

专业音乐治疗师协会（APMT）的职业小册子规定，要成为一名音乐治疗师，必须经过大学音乐学习或者在音乐训练中通过专业水平。这样的规定常常遭到咨询音乐疗法课程的大众的质问。为什么需要音乐性的专业认证？难道该协会不认可自学音乐的申请者或者有专业演奏水平，但没有经过任何专业认证的申请者？

实际上，在音乐治疗师培训中的专业认证主要和音乐家本身跟音乐的关系相关。音乐疗法课程的申请者来自不同的背景，包括教育，社会工作，和音乐表演相关的心理学和医疗领域。在审核时，最重要的不是申请者通过了多少考试，赢得了多少比赛，而是他们如何使用自己的主要乐器。评审小组会审核，注重的是交流。这音乐是否具有表达力？听众能否感到表演者正通过演奏向他传递信息？表演者会不会及时给予他人（例如钢琴演奏者）回应？此外，申请人需要出具一份证明，证明其主要乐器学习多年的经历。另一项成为音乐治疗师的重要特质就是*灵活性*。除了事先准备好的曲目，表演者是否能即兴对其他表演者作出回应？他们是否留心别人的演奏并作出回应？尽管没有受过专业培训，他们是否能够将感情唱出来？首要的是音乐治疗师需要在演奏的时候感到"自在"。自在需要成为他们自身的一部分，融入他们的生活行为，成为一种自然的自我表达的方式。这样的关系是经过专业培训和认证的人可以达到的，但并不是一定会做到。

音乐疗法培训的设计是为了让有能力的音乐家将音乐用于治疗目的。这对很多习惯了表演和教学的学员来说很难，尽管学员在前两项中也经历过自我怀疑，但若有明确的目标，就能达到明确的成果。音乐疗法的任务有时很清晰但其结果却无法预测。音乐疗法培训的重心放在学习如何即兴演奏，不仅仅是演奏音乐，而是将音乐作为和别人交流的一种方式。学员必须学习接受失败，不过，失败并不是由于缺乏音乐技能和专业性，而是音乐疗法中的音乐性关系往往要求治疗师和来访者花费大量的时间和耐心。这可能会在很多学员中导致音乐技能和音乐潜能的流失。即使是熟练的即兴演奏者，例如爵士音乐家，也很难立刻对他人的音乐作出正确的回应。音乐治疗师学习如何及时回应来访者和自己的音乐（他们的一部分）。学习过程的重点是不断熟悉临床中即兴演奏的过程，区分临床中的即兴演奏和表演中的即兴演奏。

2. 个人适应性

传统上，在许多治疗或医疗模式中，治疗师或医治者的人格也是治疗中不可或缺的一个部分。在16世纪传统治疗中，符咒和咒语通常会配合着药物使用。这种传统模式的成功除了药物本身的作用，还取决于治疗者的特殊魅力。"符咒"这一词的起源为这一期望提供了源头，因为它来源于拉丁语carmen，代表咒语和魔法（Hoad, 1996：71）。所以"符咒"最后即可用于在治疗手段中也可用于形容人格魅力。17世纪时，符咒用来表示"具有吸引力的潜质"。今天，符咒表示"使人开心振奋的能力或特质"（《简明牛津词典》，1991：189）。音乐疗法对治疗师有许多个人要求，因为和来访者的内心世界打交道必须先和自己的内心世界联系。来访者求助于音乐疗法多是由于情绪或者心理问题，而这些问题也可能和治疗师个人生活中的事物相关联。因此，治疗师必须竭力了解自己，了解自身的矛盾以及其中的关系。评审组需要测评报名学员的心理健康状况，了解他们的自省能力。有潜力的学员需要积极参与自我学习过程，正面认识自己的防卫和弱点。如果我们不了解自身的防卫和弱点，那么我们怎么能处理来访者的防卫和弱点呢？梅赛德斯·帕夫利切维奇亲自写下她成为一名治疗师的过程：

> 在苏格兰时，我要接触各种各样的残疾人，并和他们合作。我必须克服自身的厌恶和精疲力竭，以及经常的病痛。之后，我遇见了第一位"暴力的"病人，一名有轻度智力缺陷的"疯狂"女士。我确信她会抓住任何一个机会袭击我，我被这一想法吓得不轻。当然，我发现所有的"暴力"都存在于这个病人之内，在她之外，在某个地方，暴力实际离我很远。……作为一名治疗者，我曾无法忍受我自己内心的伤害，需要将它们严严实实地藏起来。"发怒"的人就会在那儿"引出"我自身的愤怒。但我克制住了，我是"理智的"——尽管我为此付出了沉痛的代价。（1997：179-80）

帕夫利切维奇接着描述了为了深入研究所做的心理学工作，释放内心的压力，自身感到的困难并持续投射到病人身上而导致的压力。因此，她进行了一些心理工作：

有趣的是，现在，这么多年过去了，我还是对我的临床工作充满疑惑：例如我就很疑惑，谁是治疗者，谁是来访者；我意识到我需要音乐疗法——而且如果我没有坚持练习足够的实践，我就会想念它：紧张，充满活力和直率。这些都是我的需求，同时，我希望被认可，被认为是对他人有帮助的。（1997：180）

英国所有的音乐疗法培训课程规定申请者"必须成年且精神稳定"，之后，全国管理当局又要求申请者至少年满 23 岁。同样，有潜力的学员需要灵活性、反应性和表达性等音乐特质。同时，也需要有灵活，反应灵敏，善于交流的人格——能够对音乐才能和个人特质的变化和发展保有开放性态度。

3. 求知欲

虽然培训的重点是通过临床试验进行音乐疗法实践学习，从客观角度，学术能力同样重要。学员们必须了解如何运用音乐疗法知识在过去 40 年的时间里不断完善的结构。除此以外，他们还要学习如何从心理学，心理治疗学、药物学、哲学和音乐学等其他学科中汲取知识。同时，另一项重要技能是能够从现有问题或病理学角度观察来访者的表现。如果了解痴呆症的影响，音乐治疗师就能更好地了解来访者的需求，运用音乐疗法帮助他们。同样的，多学科的知识让治疗师能够通过非正式讨论或书面报告和其他学科的学者交流。在培训中学习的学术技能不仅仅包括流利的阅读、写作，还包括对临床工作批判性思维能力和发展多重思考潜力的能力。学员们必须撰写临床案例分析或学位论文，他们不仅需要记录下音乐中发生的事情，还需要运用分析能力分析整个过程并将分析置于一个相关的理论框架下。

培训时会发生什么？

撰写本书时，音乐疗法学习的入门条件就是要求取得研究生文凭。由此可见，发展到最后，所有的项目都会成为研究生级别的项目，所以专业性入门和注册的条件就是成功取得硕士学位。

英国的培训课程已经同意根据以下"教学宗旨"来反映所有课程的共同目的：

> 能够进行临床工作，具有专业性和音乐技能的音乐家，应该具有药物学，心理学和实践经验才能并将音乐疗法在健康、教育、社会服务和私人领域付诸实践。（专业音乐治疗师协会，1997）

为了满足以上条件，每门培训课程必须保证学员掌握以下技能：

- 音乐技能和知识；
- 治疗技能和知识；
- 相关的药物学和心理学学习；
- 学术技能和研究概论；
- 对音乐疗法的观摩；
- 在指导下至少为两个对比来访者群体做过临床实习；
- 通过个人和小组体验课程提高个人成长。

这些要求最后如何实施会根据每门课程自身条件设定。某门课程专注于深度研究某类音乐疗法的某一方面时，另一门课程注重涉猎各种资源。在同一门培训课程中，一位同学可能将更多的时间花在临床设置上，另一位可能安排更多的即兴演奏实践课程。所有课程的哲学基础可能不同。例如，他们有可能是"音乐中心"或者"人文和个人中心"，也可能是"精神分析"方向。只要每门课程达到了专业机构和国家管理当局共同的要求，健康专业委员会（Health Professions Council）就赋予该课程保留独立性的权利。平常的学术要求和国家考核保证教学质量和水平，同时也根据国际团队和导师的评估进行额外的测试。如需了解英国音乐疗法课程的最新信息，可以登录英国音乐疗法协会的网站：www.bsmt.org。

培训后会发生什么？

专业音乐治疗师的培训需要严格要求自己，但也有很多回报。和其他专业一样，音乐治疗师很有可能感到自己在重复性工作，缺乏挑战感，从而失去对工作的兴趣和动力。这样的困惑可能源于音乐治疗师对音乐疗法的定义，即临床有效、经济可行的治疗模式。这种感觉会在层级严明的环境中产生，各个行业自有其自身地位，根植于科学与人文，医学和整体观察模式之间长期的紧张关系。在这样的环境下，音乐治疗师会感到孤立，缺乏自信，无法在工作中保持乐观和创造性思维。

其次，这项工作要求治疗师不断地去了解他人的情感需求，这对身体和心理来说都是一种损耗。当治疗师和正在变化的来访者合作时，治疗师也需要注意自身可能出现的变化。我们相信，如果从业治疗师无法使用资源培养将自身的创造力和临床工作相结合，则该治疗师在这一行业生存期不会超过几年。

音乐资源

我们相信对音乐的热爱，无论是表演，作曲还是聆听，都在这一工作中占有重要地位。参与现场音乐表演，聆听或创造新声音，能够帮助自我对来访者的音乐作出回应。听音乐，学习新的演奏方法或者表演方式都是在寻找自己乐器的新的潜力，有助于保持技术上的灵活,增强在回应来访者时的音乐表达性。在非临床环境下的自由即兴表演也能够增进自我的"音乐灵感"。音乐治疗师们共同工作可以被看成是一个给人带来满足的过程,不仅拉近了同事间的距离,还在不同的程度上带来满足。

职业发展(CPD)

音乐治疗师和其他保健专业工作者一样,都必须依照法律规定参加职业继续教育以保持自身的专业技能。职业继续教育的形式多种多样,有个人学习,阅读和研究或者撰写文章,参加讲座或做会议报告。提高音乐技能或学习其他领域和音乐疗法相关的知识同样也是一种选择。例如,本书的撰写就是情感和智力的创造性融合过程,同时又为我们的临床工作提供了新的视角。在医院工作的音乐治疗师小组都会设定一个日常工作目标,定期聆听彼此临床中即时演奏的音乐录音。这一环节为聆听能力的提高提供条件,为促进临床目的的音乐交流,指出了许多的音乐互动的想法。有许多方法可以刺激,恢复和提高个人对音乐疗法实践和专业知识学习的兴趣。

个人发展

接受个人治疗是每一名要成为音乐治疗师的人必须接受的培训。个人治疗的方式可以是心理分析式的,也可以是咨询或者包含音乐疗法在内的其他艺术治疗方式。个人治疗，是一个自我学习的过程，不仅仅局限于培训中，而是一个漫长的过程。接受长期治疗的学员不仅要探索伤痛的情感经历和困难的心理工作，还需增进自我包容和自我了解。对于来访者来说，知道治疗师接受治疗会感到十分震惊，还会成为治疗的阻碍。这一过程要求参与者必须意识到自己和他人的关系，自己可能对他人产生的影响，和无意识对关系形成的打扰和阻碍。积极融入自我情感世界使得治疗师能够更积极地建立同来访者的关系。我们相信，保持对来访者情感世界的认知兴趣也占有同样重要的地位。此外，据我们了解，在组织机构边缘工作的音乐治疗师往往需要更多的努力和决心才能生存。组织机构由于自身的文化等级和权利形象，十分类似于家庭关系里面的等级结构。个人治疗能够帮助治疗师了解过去的经验如何演化出现在的治疗关系，为处理每日工作中的问题起到很大的帮助作用。在导师的帮助下，组织中的一些冲突也可以得到理解和支持。

指　导

　　"指导"（supervision）一词来源于拉丁语"super"（超过）和"videre"（看），于是就有了"监督"的含义（Hoad，1996：173）。狄里奥（Dileo）认为指导是"促进音乐疗法专业性成长的基石"，不仅仅教会学员如何"完全符合道德的实践音

乐疗法"，还能对音乐治疗师的工作技能起到提高和促进作用
（2000：19）。

2000 年，英国政府立法规定所有保健专业人士必须接受
规定机构的指导。由此，指导成为对音乐治疗师的专业要求，
其过程不仅局限于学习阶段或职业初期，还扩展至整个职业生
命。立法的目的是规范患者接受到的治疗质量，特别是减少治
疗失误的发生率。虽然指导能够保护公众权利，但其重点还是
音乐疗法的核心，即如何在音乐中建立的治疗关系。

任何专业领域的指导都包含一名临床医生和一名资深同事
的定期会面。会面中双方讨论被指导者工作的方方面面，包括
临床中或者治疗中的事件。音乐疗法指导中，被指导需要定期
向导师呈交临床治疗的材料，例如笔记，视频或者音频录音文
件。布朗（Brown）认为指导的一个目的就是"支持和包容被
督导者和来访者的二元关系"（1997：4）。她借用凯斯门特
的"护理三角"理念（1985：27），即一位母亲在自己和孩
子的关系中需要另一名成人担任支持和维护角色，"特别是当
母亲无法控制孩子，或者感到力不从心，愧疚的时候"（Brown
1997：4）。这个例子很好地解释了指导的支持作用。当被指
导者感到力不从心或者在工作中精疲力竭的时候，导师的介入
就是无可厚非的。

布朗（Brown, 1997：5）认为在音乐疗法指导中主要包括以下五个方面：

1. 治疗室中的音乐关系；

2. 治疗室和工作范围的实际掌控；

3. 治疗室的人际互动；

4. 工作场合的人际互动；

5. 指导室的人际互动。

以上五点会根据被指导者的经验和具体需求各有轻重。除了聆听和讨论临床材料，以及它们引发的情感，导师还会和被指导者参与音乐实践，有些导师会推荐被指导者阅读一些材料或者讨论一些理论观点。

接下来是从新晋音乐治疗师艾伦的角度写的一封案例分析。分析写作的基础是在职业初期呈给导师的临床体验。

案例分析：艾伦

在受训成为一名音乐治疗师之前，艾伦曾经是一名音乐教师，在学校教授各个年级学生的音乐课程。尽管她很享受教学的过程，但是她发现自己对孩子们的行为管理一直是问题。似乎每个班上都有至少一名学生要以喧闹和不合作的行为破坏音乐课。艾伦希望孩子们都能享受音乐，所以就不愿提高分贝，只好表现出严厉的态度，于是课程就有些嘈杂。这使得她常常感到失去课堂控制或者怀疑自己作为教师的能力。当她换了职业，成为了一名音乐治疗师，艾伦发现了适合自己的职业。她的第一份工作是和有各类缺陷，不会说话的孩子和成人合作。他们对艾伦即兴创作的鼓励和有创意的音乐作出了积极的回应。尽管进步和改变的速度比较慢，但艾伦却真的感受到和来访者的交流，她真的可以将音乐作为一种治疗手段。此时艾伦的督导者着重的是如何帮助艾伦提高聆听的灵敏性和分享音乐即兴演奏时的批判性，以便更为准确的定位来访者的音乐和方向。

在从事这项工作的第二年，艾伦接触了一个新客户，一名八岁的小男孩，弗兰基。幼儿园的小弗兰基常常躁动，表现出反社会行为，注意力也不集中，他的父母为他广泛寻求医疗和心理帮助。诊断指出弗兰基患有注意力缺陷多动症（ADHD），于是他开始接受治疗。然而治疗效果并不理想，弗兰基对药物有抵制情绪，变得比以前更毛躁和好斗，于是停止了药物治疗。心理医师曾经为弗兰基的父母提供过管理他行为的建议，但效果不明显。尽管弗兰基智力正常，却无法胜任阅读和写作任务。普通的小学都不接收他，甚至刚刚转至的特殊学校也要求他退学。当他作为转诊病人接受音乐疗法时已经辍学，在家里也越来越无法控制自己的行为，他的父母只等着他和其他有同样问题的儿童一起，被安置于一个治疗性寄宿学校。他的安全感是一个重要问题，因为他也没有危机感——她母亲称如果自己忘记了锁门，弗兰基就会冲出房间，直直地穿过繁忙的街道。绝望中，弗兰基的父母将弗兰基带到了艾伦工作的音乐疗法中心。他们听闻该中心对有各种问题的儿童都有有效的治疗方法。在一系列评估之后，艾伦接受了这个挑战，开始了对弗兰基的治疗。

在第一次治疗中，弗兰基看到音乐疗法室和各式乐器十分兴奋，他把每一样乐器都演奏过了，演奏得非常卖力，灵巧，声音特别大。艾伦注意到他在任何一件乐器上的停留时间不超过几秒，所以他是一个几乎静不下来的小孩。弗兰基问了艾伦很多问题，让艾伦感到不大自在，但他也不等艾伦的回答就走开了。治疗进行到一半，弗兰基突然冲出治疗室，等艾伦意识到发生了什么时，弗兰基已经跑到走廊中间去了。同时艾伦根本无法劝说弗兰基回到治疗室，因为他又在等候室摆弄起玩偶来。

一个星期后，第二次治疗开始。弗兰基非常期待，但十分钟后，他几乎已玩光了所用可以演奏的乐器。弗兰基把乐器聚在一块儿，放在钢琴后面，这样艾伦就看不到他了。几分钟后，一支小手鼓像"一颗手榴弹"从空中划过，弗兰基兴奋地尖叫着又扔过来一支金属钟棒，差一点打中艾伦的头。艾伦开始感到紧张，失去控制感，弗兰基此时在房间里跑来跑去，把所有东西都弄倒在地。艾伦礼貌地让他冷静下来，并开始用钢琴弹奏流畅的曲子，但是弗兰基根本没有注意。几分钟后，艾伦决定提早结束治疗。

在经验丰富的同事莉迪亚的指导下，艾伦向莉迪亚生动形象地描述了治疗的困难，表示非常害怕与弗兰基的下一次会面，也不知道自己应该怎么做。莉迪亚静静地听艾伦倾诉，没有立刻给出有用的建议，而是问艾伦在治疗中的感受。艾伦顿了一下，承认由于无法"控制"弗兰基，自己有一种失败感，感到自己让他和他的父母失望了，而自己的弱点又真真实实地暴露在面前。和弗兰基共处一室，艾伦感到不安全，担心他会伤害自己，即使是无心的伤害。莉迪亚又问她，她描述的感觉是否和之前的某些经历有关。艾伦开始回忆她的教师生涯，让她感到绝望地想"摆脱"那些最难对付的孩子。"我以为不再教书之后这一切都会过去，"艾伦叹了一声。很明显，之前职业生涯中艾伦经历的"未完成的任务"和无力感现在又作为弗兰基出现在她的生活中。莉迪亚问艾伦认为弗兰基在治疗中的感受可能是什么。艾伦才意识到在表达自己感情的过程中，她也发现了来访者的重要信息。和她一样，弗兰基也和失控感斗争，也经历着失败感，他可能在治疗室也感到不安全，害怕自己有暴力倾向。艾伦和莉迪亚一起研究使得治疗室对治疗师和客户都更安全的实际做法，如何设定清晰的边界保护彼此，又能为治疗留下足够的空间。

之后，莉迪亚问艾伦自己是否能听一下治疗时的录音，看看音乐在环境改善中有没有作用。他们听了治疗中情况变得艰难的部分。起初，可以听到弗兰基有力地击打的鼓声，艾伦则用强有力的钢琴声回应。弗兰基的鼓声渐快（加速），演变为一些嘈杂不受控制的击打声直到弗兰基扔掉鼓棒，鼓声戛然而止。之后，可以听出弗兰基的声音越来越尖锐，兴奋，直到他扔掉其他乐器，夺门而出。同时，艾伦的钢琴声越来越慢，柔和而缓慢，最后慢慢地淡出了。艾伦的声音听起来十分不确定，带有歉意。她在治疗中展现的音乐共性已经消失了，不论在音乐上还是感情上，她都无法接触到弗兰基。听了录音之后，艾伦意识到她的音乐在弗兰基加速的时候没能"支持"住他，看来是艾伦放弃了弗兰基，因为他太"难掌控"，而艾伦也有能力建立音乐上和语言上的清晰边界，来促进两人音乐交流。莉迪亚和艾伦一起商讨一些音乐技巧，艾伦能够通过这些技巧创造强力的音乐，包容弗兰基嘈杂的演奏。艾伦也必须练习如何和弗兰基对话，她的声音应该果断，能够提供安全感，但又不是独裁者的感觉。

起初，在音乐疗法这一不熟悉的领域，艾伦需要莉迪亚的支持和鼓励。她也会运用个人心理治疗课程来探讨让自己感到最不舒适的情感，这些情感都可能在和弗兰基合作的时候产生，有些和她童年的生活有关。随着时间流逝，艾伦能够在情感层面理解莉迪亚跟她提过的话。因而在某个程度上，不论是在治疗中还是在治疗后听录音的过程中，艾伦成了自己的指导者。于是，艾伦之后就将她的指导时间用来和其他需要她帮助的来访者讨论。

本章开头我们提到了三方的音乐关系，在结尾的时候我们关注的是另一种三方的音乐关系：来访者，治疗师和督导者。下一章我们将详细讨论临床案例。

第二部分

临床实践

第五章 / 即　兴

　　"即兴"一词来源于拉丁文，是"无法预料的"的意思。在音乐疗法里，治疗师会创造一个实验环境，在这个环境里会放一些事先无法预知的音乐。这种即兴不仅仅在音乐里会出现。凯斯门特（Casement，1985：3）在精神分析学里，已经强调了治疗师"不知道"的重要性。无论是事先已经知道治疗来访者的方法，还是事先预测在治疗过程里会发生什么，都会对来访者作出一种设想，而这种设想会使治疗师盲目地揣测来访者所表达的信息。与这种工作方法相近的就是精神分析师的核心方法——自由联想法。

音乐疗法和自由联想法里的即兴

　　弗洛伊德（Freud）在诊察室里发现，通过鼓励来访者自由联想——也就是随意说出脑海中所想的，而不是通过直接提问得到答案，可以从这种随机的情绪中得到更多的信息。弗洛伊德建立的这种方法有个基本假设：如果来访者可以自由地表达自己，无论表达的内容是多么模糊或者随机，来访者最后总会说出一些重要的信息。在分析阶段的这种充满信任的环境里，来访者会透露他们真实的想法或幻想，而通常他们不会告诉别人，甚至是有意识地隐藏起来。分析师的任务就是理解来访者们的这些想法或幻想，或者推测可能是什么意思。通过调查研究，弗洛伊德意识到重要的不仅仅是来访者的想法或幻想。通过观察和理解分析师和来访者之间的关系，可以了解很多来访者的无意识的世界。音乐治疗师使用的这种自由即兴的方法与自由联想法非常相似，因为我们认为在音乐环境下，来访者在即兴时呈现的是最真实的自己，另外，再通过音乐互动，可以渐渐地建立一个良好的治疗关系。

在接下来的案例中，通过即兴演奏，约翰在治疗室创造了一种非常特别的气氛。

案例分析：约翰

约翰是一个75岁的伦敦人，年轻时由于车祸造成脑部轻微损伤。他变得越来越依赖于酒精，越来越苛求，因此他与相隔不远的女儿的关系也随之恶化。长期以来，约翰都在一家老年人日托医院里看病，在那里，他参加了为期两年的音乐疗法小组。参加这个小组一年后，有一次，小组组员里只有他一个人来治疗。

音乐治疗师决定单独给他治疗而不是取消这次治疗。约翰在他四周放置了两个大鼓，一架金属木琴，一个铜钹，然后轮流地敲打，一遍又一遍，奏出了缓慢的韵律。治疗师弹钢琴给他伴奏，节奏缓慢，并且尝试不同的伴奏风格。通过随机地弹奏单音，再加上一些简单的节奏韵律，治疗师弹奏出了美妙的音乐。治疗师尝试着通过音乐与约翰进行沟通，或者至少让他觉得自己是安全的，并且她能听得懂他的音乐。同时，她也邀请约翰进入她的音乐世界。治疗师通过音乐——有规律的节拍，与约翰进行了交流，接着还按照爱尔兰吉格舞的风格演奏了一些较为成型的音乐。

治疗还在继续，但是治疗师并没有与约翰进行很好地交流。他感觉约翰心里非常的孤独与寂寞，这些情感都融入他的音乐里面了。小组治疗多多少少掩盖了这种孤独，但是在与治疗师单独相处中，他在互动和交流方面的弱点就很明显地暴露出来了。治疗师对约翰的病情有了新的理解，这使她认识到了他的真正需求，也指明了她未来的工作方向。

音乐疗法和约翰病例中的临床即兴

前几章里提到过，音乐治疗师在音乐疗法室里能听到各种声音，企图创造音乐互动，即使这种声音是刺耳的、混乱的，或者是由敲打物体发出的而不是乐器。

音乐概念泛化在一定程度上也促使了 19 世纪欧美音乐的发展。美国实验作曲家约翰·凯奇（John Cage）是一位有影响力的人物。在 19 世纪 30 年代，他非常激进地解释了音乐的概念。他声称一切声音都是平等的，所以都有可能是音乐的一部分，这种说法不考虑这些声音是否可以被写下来，也不管是否是由乐器发出的。由凯奇的推断演化出一种观点：未来的音乐是由充满科技因素的电子音乐决定的。凯奇写道：

> 电子乐器的特殊功能就是能够完全控制音调的泛音结构，让这些音调在频率、振幅、长度方面自由变化，这样就可以满足音乐里面所有声音的需要。（1958：4）

音乐治疗师也充分利用各种声音，尤其是那些没有任何专门技术敲打出来的声音。这就是为什么在治疗过程中，击打乐器非常必要的一个原因。

凯奇写道，对于击打音乐创作者来说，任何声音都是可以接受的。他积极地探索在学术上被禁止的"非音乐"声音领域，而这些声音都是可以用手击打出来的（1958：4）。他鼓励 20 世纪的音乐家和观众用音乐的视觉倾听周围的声音，无论这些声音是什么。我们可以看出这有利于音乐疗法里即兴方法的发展，也让 21 世纪的我们可以从音乐视觉倾听所有的声音。

埃尔文在音乐疗法发展之初就在伦敦对此评论道：

> 音乐疗法得益于创造音乐的手段已经变得更加丰富，更加容易获得。音乐家运用了几年前不敢想的新技术。当代音乐创作的急先锋在声音的世界里探索，经常给我们带来与现代社会不符的体验。（1974：105）

埃尔文把这种音乐创作自由和心灵表达自由联系起来，而后者可能会在音乐疗法里出现。她写到："在这个过程中（指的是音乐疗法过程），来访者能够克服自我意识和恐惧，然后展现自己内心生活中从未展现的一面。"（1974：105）

在接下来的案例中，治疗师都受到了凯奇最近参加的"凯奇音乐马戏团"表演的影响。这个表演把"音乐马戏团"描述为"由凯奇对当代美学和社会问题的激进观点而产生的事件……在意想不到的地方和空间出现的音乐。混乱的声音像音乐一样等待你的发现。"（Montague，1998）

> 在一家日间精神病医院里有一组患了老年痴呆症的老年人在进行音乐疗法治疗。来访者们分别是多瑞斯、迈克尔、弗兰克、艾迪斯和乔伊。他们参加小组音乐疗法已经有 18 个月了。在这

期间，他们渐渐发现自己可以通过音乐创作来表达感情。他们对此感到十分惊讶，同时也对能够分享自己内心深处的想法和经历感到惊讶。在一次小组音乐疗法开始没多久后，治疗师蕾切尔要求每个人都选择一件乐器，接着自己拿起一只鼓敲打起来，但她首先还是观察房间里来访者的反应。乔伊在摆弄着响葫芦，艾迪斯在弹着木琴，弗兰克击打着低音鼓，他们奏出的旋律和节奏很不协调。同时，多瑞斯焦虑地问护士莫妮卡她把外套放哪儿了，迈克尔在一箱子的击打乐器中来回翻弄，发出咯咯的刺耳声。还没等到蕾切尔开始演奏，乔伊却停了下来，问蕾切尔自己手中的乐器叫什么名字。蕾切尔必须决定如何处理这种情形，她可以等到多瑞斯找到外套、他们都准备好再开始演奏，也可以击打出吸引人的鼓声，使他们渐渐投入到表演之中。两种方法都可以帮助大家专心到演奏上来。

实际上，蕾切尔开始用鼓声回应房间里不同的声音和稍稍有些混乱的局面。她模仿那种咯咯的响声，用歌声回答乔伊的问题。她用这种方式告诉他们房间里的每个声音都可以用音乐的视角去倾听，而且都是治疗过程中的一部分，并不局限于用传统乐器奏出的声音。

从这个例子可以看出，即兴不仅仅在音乐疗法的演奏音乐过程中存在。治疗师可以用即兴的方式回应来访者，包括是否演奏以及演奏的时间与方式。

在音乐疗法里什么样的音乐适合即兴创作

音乐治疗师通常都会问用什么样的音乐才有用，这个问题没有答案。只要是治疗工具，任何形式的音乐都可以使用，这样一来，任何一个来访者或者来访者小组都能够创作各种各样的音乐。我们知道，在英国，学习音乐疗法的学生们都要学习即兴的技巧。他们也会专心去倾听来访者即兴演奏的音乐，然后用音乐回应。但是，为了保持音乐疗法关系中即兴的性质，音乐治疗师不能预先限制来访者演奏音乐的种类或风格。他们要做的是，针对来访者们当时即兴创作的音乐，用各种合适的声音方式回应。音乐治疗师要创造一套开启音乐对话的方法，就像我们在开始会议或者社交前，会说一些传统的客套话或者进行一些"小谈话"。音乐疗法初学者在开始学习时都会面临一个问题，就像一个旅行者来到一个陌生的语言环境，不管语法对错就说出一句话，却无法进行接下来的对话。音乐疗法初学者在开始可能会要求来访者演奏音乐，来访者马上用力地重击了一下鼓，发出巨响，而他可能只是用一个微弱的鼓音去回应。这就出现了一个尴尬的寂静场面。在上述两种状况下，某些情形一旦开始，有经验的旅行者或者治疗师都会自由发挥，让这些情形继续下去。

苏顿（Sutton）在比较了寂静在音乐及谈话中的角色之后，写了关于寂静的重要性的一段话：

> 这里面的寂静是与声音相对的，不是科学意义上寂静：寂静指的是一种没有音乐声音的状态，并不是指绝对寂静（这只在外太空存在）。音乐中的寂静在音乐之声响起以前就开始了，在音乐之声结束之后才停止——自然的对话和自由的音乐即兴都是由声音和寂静组成的（2001：16）。

苏顿接着说一方面寂静扮演着一个重要的结构角色，另一方面，它也会导致对话的不和谐，过长的寂静会导致交流的终止（2001：106-119）。但是苏顿发现"在音乐里这种情形更加灵活"，所以暂停或者寂静的状态有着非常重要的结构作用，它可以创造或者缓解紧张气氛，吸引大家的注意力，让听者投入，一般来说不会导致音乐戛然而止。

有声与无声：两个临床案例

在接下来的例子中，治疗师在与来访者的即兴互动过程中用了两种不同的方式处理寂静的情形。

　　托马斯 40 岁出头，有轻微的学习障碍，这是他第二次进行音乐疗法治疗。他试着弹奏木琴，音乐治疗师感觉到随机的音符之间长时间的安静和音符同样重要。治疗师也随即的演奏音乐，并在其中保持无声的间隙，以此作为回应。她并不试图把这个间隙空白填补起来或者提供更多的音乐结构来超越目前这个"问答"式的框架。

　　谢拉有将近 80 岁了，患有老年痴呆症。这是她第一次和音乐治疗师蕾切尔见面。谢拉看中了一只鼓并开始敲打起来，蕾切尔用大提琴给她伴奏。蕾切尔发现如果自己有一个停顿或者短暂的无声间隙，谢拉也会停止演奏并焦虑地看着她。她好像一直需要蕾切尔的伴奏，这样才能有信心演奏下去。在几次试验之后，蕾切尔开始弹奏连续的、缓慢的散步韵律，就像基础低音一样，跟着谢拉敲打的节拍，这种简单重复的音乐结构让谢拉有了继续演奏的信心，并且开始渐渐敲打出不同的鼓声。

　　作为音乐家，音乐治疗师要把他们在音乐方面的经验、喜好和技巧带入工作之中，并充分利用内心深处的音乐"自传"。这本内心的自传包括一些重要的音乐篇章、音乐方面的经验，以及表演经历，这些都是带有个人感情的。音乐治疗师不但要有建立医疗关系的心理能力，而且要有跟着来访者学习陌生音乐的能力，这些音乐方面的技巧和经验就是他们强大的工具箱。随着音乐治疗师经验的增加，他们会根据来访者的需要更加容易地发现新的音乐手段，所以，当他们的治疗经历多了以后，许多音乐治疗师都会表达对改变音乐风格等的看法。他们开始去音乐大厅里或者其他地方欣赏音乐表演，并且以一种更加自由和开放的心态去欣赏大量的、不同风格的音乐。许多音乐治疗师说自己的演奏风格更加靠近其他的演奏者，在音乐表达方面也更加自由。

音乐治疗师或许在音乐方面有丰富的知识，经常表演或者创作，但是现在音乐在目的和实现方式方面的变化很大，所以他们必须重新学习。在过去的七个世纪里，所有的创作风格、民俗音乐、习语、音乐成分、音符本身——甚至是最小的表达和结构成分，都非常重要，并且以无数意想不到的方式在变化。现在音乐的世界再次打开，在音乐生活及医疗领域展现了巨大的潜力。音乐治疗师在新型音乐—医疗经历中感到了重生，并且意识到音乐的艺术将一直给他们带来挑战，需要他们运用所有的音乐资源全力以赴。（1992：142）

一个困境出现了，那就是该使用什么样的音乐呢——有正确与错误之分吗？如果音乐治疗师在治疗过程中把即兴当作第一，那如果来访者想唱流行歌曲，或者孤独症儿童每周都用同样的鼓敲打同样的旋律，在这种情况下，该怎么办？在第一种情况下，治疗师必须用一种音乐的方式回应，是直接去弹钢琴，让来访者唱歌，还是等来访者开口唱或哼起小曲之后再弹钢琴呢？在第二种情况下，治疗师是每次随着那个孩子弹奏同样的调子呢，还是尝试弹奏不同的节拍与韵律呢？当然，这些问题是没有答案的。正确的回应应该根据具体的时刻、具体的来访者而定，并且考虑到对来访者的治疗目标。但是，就像诺道夫和罗宾斯在上文提到的，音乐治疗师有许多音乐方面的资源可以利用，这都可以帮助他们和来访者进行交流。旋律可以是全音阶、五音阶、无调的、调式的，音乐织体可以是单音的、多音的、和弦的，调式调性可以是变音的、浪漫的、刺耳的，治疗师也可以使用不同的音乐风格，如爵士乐、布鲁斯、说唱、黑人歌曲，以及从流行音乐中演化而来的音乐风格。乐曲结构包括歌曲、回旋曲，"问答"、固定低音、三段体曲式。这些都可以根据当时的具体情形使用，甚至可以根据来访者的需要选择音乐或者非音乐的形式。

关于使用特定音乐技巧的两个例子

丹妮·奥斯汀是一名音乐治疗师，接触过许多在心理上、生理上，或者（和）性方面受到过虐待的成年人。奥斯汀把即兴的歌唱音乐和口头处理过程结合起来，根据和声结构的强度来帮助来访者的即兴过程。这个过程使用了一个技巧，叫作"口头支持"。她写道：

> "口头支持"技巧就是要建立一个连续的、稳定的音乐环境，来促进加强声音即兴的自然性及情感沟通。这些技巧并不是"处方"。如果来访者对音乐很了解，那么我在开始就会直接问他想让我用哪两种和弦，如果来访者对和弦结构知之甚少或者完全不知，那我会分别使用大三和弦和小三和弦，然后问他喜欢哪一种。有时候，来访者想抒发某种感觉或情绪，我们会一起找到合适的和弦。当然我也会问来访者是否喜欢某个旋律。这个技巧仅局限于两种和弦里，因为要建立一个可预知的、安全的音乐箱，于是，来访者就可以直接使用这个箱子而不用去思考，可以很放松地使自己身心投入其中。这些和弦模式将会一直重复以帮助来访者的即兴过程。（1998：315-317）

奥斯汀接着还描述了来访者是如何通过真实反应（在治疗师的帮助下）从无声的歌唱进入到协调状态，最后通过二弦模式进入到自由联想歌唱。通过二弦模式，来访者可以通过有意识的音乐流来抒发自己的情感。（1998：320）

罗巴特的来访者蒂娜才 11 岁，对音乐的理解非常的狭隘，而罗巴特改变了这一点。在案例中，蒂娜只是重复演奏二音调模式，先弹弹木琴，再弹弹钢琴，自己束缚了自己。蒂娜是一家青少年儿童精神病医院里的来访者，患有厌食症与强迫症，一直在接受治疗。罗巴特认为蒂娜狭隘的音乐概念只是表面的，暗示着她内心的顽固，缺乏自发性，没有安全感，探索与玩耍的能力也较弱。这不禁使人想起她每次饭后催吐以及幼儿时期由于母亲的抑郁症而导致关爱缺乏（1994：11-13）。

蒂娜先前只用二音调模式，要么是黑色音符的 D 调和 E 调，要么是白色音符的 F 音符和 E 音符。罗巴特打破了这种局限，让蒂娜在钢琴面前自由即兴演奏。

我给她伴奏一直建立在我尊重她演奏的音乐之上，虽然她能控制自如，但是音符非常少。这让人想起每次吃饭时，她吃的唯一固体食物就是一小块苹果……到了第五次治疗的时候，她发现那两个黑色音符是一首曲调的前奏，她知道这首曲调的钢琴曲。这首曲调叫"船歌"。她让我倾听她的演奏，然后邀请我一起加入演奏。我问她想要什么样的音乐，她说"摇滚音乐，就像船底下的大海一样"，我说你是想要被音乐震动的那种感觉吧，蒂娜点了点头，继续演奏。（1994：11-13）

这就是最初蒂娜开始接受治疗师的建议，然后开始在生理上和精神上丰富自己并让自己强大起来的过程。

从结构到即兴：连续性

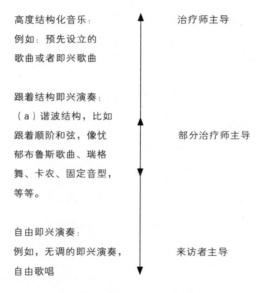

高度结构化音乐：
例如：预先设立的
歌曲或者即兴歌曲

跟着结构即兴演奏：
（a）谐波结构，比如
跟着顺阶和弦，像忧
郁布鲁斯歌曲、瑞格
舞、卡农、固定音型，
等等。

自由即兴演奏：
例如，无调的即兴演奏，
自由歌唱

治疗师主导

部分治疗师主导

来访者主导

图 5.1　音乐疗法里发现的音乐结构的连续性

音乐结构不仅仅是一项工具，因为无论何时，它还可以被视为治疗师和来访者音乐关系的临床体现，对于这一点，接下来，我们将做深入的研究。图 5.1 描述了三种不同的音乐模式——自由即兴、结构化即兴、预先设定音乐，这三者是连续统一的，从高度结构化到自由即兴音乐。这个图表就是为了说明音乐疗法过程中可能出现的所有音乐体验是如何关联的。这些情形可能出现在：

    1. 单独的一次治疗中；

    2. 一段时期内；

    3. 特定的来访者。

个体治疗

在这个例子中，治疗师有意识地带领来访者们从混乱的自由即兴演奏到达了结构化的即兴演奏。

    治疗过程中由于来访者们患有严重精神疾病，奏出的音乐节奏非常混乱。有的奏出的音乐声音大而铿锵有力，而另外一些来访者则安静地坐在角落里，小心翼翼地敲鼓或者弹木吉他，音乐声几乎听不见。治疗师觉得非常有必要演奏一些有结构的音乐。她开始用钢琴弹奏简单的三和弦音乐，首先用简单的音符，然后渐渐地开始变得丰富，使之更加复杂，而同时保持着简单的三和弦模式。她的演奏让大家开始关注音乐，并提供了一种安全感、领导力，还有包容的环境。她像妈妈那样在婴儿室铺了一张大地毯，于是孩子们可以在上面一起玩耍。渐渐地，来访者们演奏的音乐变得更加接近，因为他们都跟着回应治疗师的音乐结构了。

过了一段时间之后

下面这个案例里，来访者在治疗中通过歌唱的形式将个人的音乐风格带入治疗中，治疗师通过回应，让他的音乐结构不久就产生了变化。

温斯顿 73 岁，因为要做认知和情绪状态评估，所以要去一家日间医院里接受治疗。他住在一家西部印第安人的旅馆中，这里收留无家可归的人。在这里，人们都很关心他，尤其刚认识他的时候，他们都怀疑他是否患有老年痴呆症。温斯顿爱忘事，一个人常常迷路。他们觉得温斯顿孤独而又脆弱，而且渐渐变得具有攻击性。虽然他有很多话要说，但是他却不与人交谈。医院的工作人员也很难与他沟通，无法知道他的生活和情感需要，想给他找个合适的住所也无从下手。跨学科小组认为音乐疗法小组可以提供一个让他信任的环境，关注他的情感可以使温斯顿更加自由地表达自己的想法。

一开始，温斯顿看起来非常积极地参与音乐疗法治疗。他会和治疗师一起尝试用各种乐器即兴演奏，想起某些歌曲的时候会说出来，然后立刻歌唱。大约 4 个月后，几名新成员加入。这使温斯顿感到不安和难以适应——他已经习惯了只和二三名成员在一起。他开始不断地歌唱，不给其他成员参与的机会。

治疗师对控制整个局面感到了压力。他叫温斯顿停下来，尽管这比较尴尬，也不利于与温斯顿的交流。温斯顿就像孩子一样不停哭闹，想引起注意，却没有成功。治疗师不断自问，是演奏新的音乐，还是加入到温斯顿的演唱中让他成员也有可能加入，虽然他好几次拒绝使用乐器，还有没有可能让他即兴演奏呢？当治疗师在温斯顿歌曲的框架下即兴创作的时候，变化出现了。现在这个转变对于治疗师和其他成员都很熟悉了。通过这种方式，治疗师至少可以和温斯顿交流，就像孩子停止哭闹后，妈妈知道了如何陪孩子玩。渐渐地，温斯顿开始对其他成员的音乐有所反应，并加入他们的演奏中。温斯顿和其他成员开始了交流、歌曲、音乐、即兴，既有旋律也有和声部分。这让温斯顿开始讲述自己的生活经历，这反过来非常有利于治疗师掌握他的病情。

奥戴尔 - 米勒（Odell-Miller）也描述了在一所精神健康中心，成人治疗小组对音乐结构需求的变化成为了治疗过程的一部分。她写道：

我发现要小组发挥作用最好的办法就是顺其自然，并且在适当的时候提供一些音乐结构。我经常在治疗前半段就给出这样的音乐结构，而不是后半段，因为在治疗开始时，来访者都会尝试各种乐器演奏方法，而有的成员只有在我提供节奏或伴奏时才能加入其中。而在后半段我很少参与，因为来访者们不需要我就可以即兴演奏（1991：424）。

针对特殊的来访者

一些治疗师会直接将来访者需要的音乐结构的多少和某种情绪与心理状态相关联。弗洛尔（Flower）描述了她在法院安全室对青少年的治疗经历，而这些青少年对社会或自身都会造成危害。她写道：

那里的大部分青少年没有演奏和参与创造性活动的机会。对于他们来说，即兴演奏所需的自发性，远远大于他们内心的要求。创造性有限的演奏就是一遍又一遍用钢琴演奏流行音乐。（1993：42-43）。

弗洛尔接着描述了一个十几岁的少年，他一遍遍地演奏一部肥皂剧的主题曲。

他事先选择的那首主题曲却发挥了大作用，因为这让他处在一个安全的音乐起点上，而从这个起点，他可以探索音乐疗法"不安全"的世界。就好像在音乐方面，有了一只靠得住的把手一样……过了一会儿，他就不再演奏主题曲了，主题曲成为了他进行创造性音乐演奏的起点。（1993：42-43）。

在接下来的案例中，通过小组的特殊音乐技能，他们在一年后，从非常结构化的音乐发展到自由即兴演奏。

在一家成人心理健康中心，有个来访者小组已经聚会了三周，小组成员有些是技艺高超的音乐家，所以一起演奏时会弹奏自己熟悉的音乐结构。这样一来，演奏出的音乐像一个个乐章组合在一起：一名成员弹奏和声（或是即兴重复），部分成员则使用手边的乐器开始即兴演奏。剩下的成员用沙锤、拉丁打铃等击打出有规则的旋律。治疗师为了支持他们，使用打击乐器，比如使用木鱼击打出一些简单的节奏。虽然演奏的音乐铿锵有力，治疗师却感受不到他们的情感交流。他们好像需要一个可预期的音乐模式来帮助他们之间的交流。一年过后，只有四名成员依然留在小组里，演奏的音乐却发生了变化。他们在这段时间的治疗过程中交流过，有时候会讲述一些不愉快的经历。有一次他们谈到一位成员的自杀和他们的悲伤。渐渐地，治疗师也开始改变音乐创作的原有模式。有一次在治疗过程中，27 岁的保罗开始用吉他弹奏以前弹过多遍的一组和弦，治疗师在倾听一段时间后加入了演奏。他弹奏钢琴时改变了乐曲，把和弦的紧密节奏变为较松散、无预设结构的乐曲。演奏结束后，小组成员感到非常生气，因为他们觉得治疗师扰乱了保罗的演奏。治疗师反问为什么一些人总是不能定期参加治疗或总是迟到，这让他们也感到了气愤与烦恼。但是，当这些问题解决之后，治疗师发现组员们和自己之间的信任加深了。现在的音乐结构非常灵活了，大家不再那么依赖固有的音乐结构，更加自信地表达自己对于音乐的理解，并且相互交流。治疗师可以更加自由地用钢琴或其他任何乐器来加入演奏了，每个人都更具有自发性了。

经过这个封闭式音乐疗法，演奏的音乐发生了变化，人际关系也得到了改善：现在他们会分享在治疗中的不愉快感受，比如自卑及对他人音乐才能的嫉妒。这个变化表明小组成员可以在音乐和语言方面探究自己混乱的内心世界，而且觉得治疗越来有用。

邓巴（Dumber）在音乐疗法工作中认识到了音乐结构的重要性，她现在在进行一项调查，他去采访一些音乐治疗师，了解他们的想法和经验。她的研究结果印证了以上的临床案例，即"结构为何是音乐疗法的基础"，"临床目标、小组类型、治疗师的方法与治疗过程中音乐结构发展之间的关系是复杂的"（2001：60-61）。

即兴演奏与玩耍

我们在谈论即兴演奏的同时也要稍稍了解一下玩耍的作用。儿童医生与心理分析师温尼科特（Winnicott，1896—1971）特别重视玩耍的作用。很多音乐治疗师（Pavlicevic，1997；Levinge，1999）也认为"玩耍"是一种特殊形式，在音乐疗法中起到重要作用。温尼科特确信玩耍对于情感的健康发展非常重要，他说："在玩耍中，也只有在玩耍中，小孩或大人才会展现完整的人格，才具有创造性，也只有具有创造性才能发现和认识自我。"

在给儿童进行心理治疗时，温尼科特会鼓励孩子尽情玩耍，可以玩玩具或是他放在咨询室里的其他一些小玩意。他会在旁边观察，有时候也会做些评论解释。对于一些稍大的孩子，他会和他们玩"涂鸦"游戏，就是随意画出潦草的字迹或曲线，一开始由孩子们来画，然后温尼科特也会参与。这些只是治疗的开始，这是与他们建立交流并了解他们的方法。对于成人，温尼科特则更多使用语言，而不是玩具，但是他仍然认为玩耍是核心。他写道：

关于孩子玩耍的观点对于成人也同样适应，只是用语言和来访者交流的时候描述起来比较困难。我们在对成人进行的分析中，玩的成分也非常明显，和对孩子进行治疗时一样。例如，它可以通过以下几个方面表现：词语选用、语调变化，以及一些幽默（1986：46）。

温尼科特的研究有利于我们理解当患者与治疗师一起演奏时可能发生的情况，推测我们会遇到什么样的困难。在温尼科特看来，那些不能演奏、没有自发性和创造性的来访者在治疗中展现的是他称为的"假我"（False Self）。他推测"假我"在母子关系建立的早期就已开始形成。他认为，"好妈妈"能够满足孩子的需要，而有些妈妈则做不到这点，她们无法理解温尼科特称之为"婴儿自发性的手势"。她们会让孩子顺从自己的手势，这就造成了最初的"假我"。他还写道：

我的理论中重要的一部分就是，只有母亲多次成功理解并满足孩子自发手势时，"真我"（True Self）才会真正展现。自发性的手势就是"真我"的行为表现。只有"真我"才会具有创造性，才会感到真实。而"假我"则会造成不真实和无效的感觉。

接下来的案例（Tyler，1998）把不同主题整合在一起：结构化的音乐与即兴演奏的连续，玩耍的重要性，精神分析的心理疗法和我们治疗工作的理论联系。

案例研究：珍妮佛

珍妮佛出生的时候妈妈难产，但当时并没有看出来这给她带来的伤害。爸妈觉得她受了太多的罪，因为她哭闹了8个月，而且哄不好。随着她不能达到正常儿童的成长要求，爸妈对她越来越担心了。当她13个月大时，被诊断为脑瘫。珍妮佛为了学会走路在之后五年里多次住院治疗。有时，她不得不和爸妈分别，因为爸妈也得工作。

她7岁时，回到了家，和父母、妹妹一起生活，当时她已经可以摇摇晃晃地走路了。但是，新的问题又来了。她的成长不协调，比如，她虽然可以流利地朗读，但是绝大部分内容会重复，重复其他人的话或者书里面的话。她人际关系也有问题，在学校里她沉默寡言，不与人交往；可是在家里她却专横，尤其是对待自己的妹妹。平常主要是保姆照顾她，放学后带着她运动，并参加理疗。当她一个人时就很被动，不知道怎么玩耍，经常躺在地板上，神情呆滞，一遍又一遍听着同一盘磁带里的歌曲或故事，有时候也会一页一页翻着字母书。由于她精神恍惚，行为刻板，所以不确定她有没有自闭症。

珍妮佛7岁到11岁期间，每周都会接受半个小时的音乐疗法治疗。在治疗初期，她反应很快，表现出乐于参加治疗。她喜欢儿歌，喜欢模仿打击乐器的音乐节奏和组织轮流活动。她对治疗师海伦作了很多指示:"当我数1、2、3时,你就敲三下。""你来弹高音,我来弹低音。""你来弹哆、来、咪、发、嗦、拉、西、哆。"她经常会说某些话,比如"今天我们要学习一首新歌。""现在我们来听一种乐器,想象一下会弹出什么样的声音。"她的演奏无法进行,因为经常被打断,好像有人会对她说"你听到那很像噪声了吗""这撞击声真刺耳"。好像她在观察自己,而自己却没有投入演奏中一样。她的演奏死板而又僵硬,与自闭症孩子相似。

莱茵(Laing)在描述"假我"的个性特征时写道:"个体受到惊吓时,会担心,任何小小的侵犯都是严重的、灾难性的、彻底的。他会担心失去自我,自己不再是自己,或者在任何体验中失去自我(1986:83)。"这种描述非常符合珍妮佛的行为表现。在治疗中,她都要求有一个有秩序的、有规律的、可预料的环境。比如固定的时间、地点,而且要唱见面歌曲和告别歌曲。创作音乐时,珍妮佛只是在模仿和重复一些模式和节奏,而这只是音乐结构的最基本的方面。海伦知道她在演奏的时候,没有自发性和创造性,跟她在成长中的问题一样,但是现在她还没有准备好用这种方式演奏。不过,通过配合和回应她的需求,可以让她体验到从未有过的习惯和孤立。

在接下来的治疗中,中心环节都会是童话故事。周复一周,月复一月,珍妮佛一次又一次地讲述童话故事:《金发姑娘》《小红帽》，或者是《三只小猪》，和她在磁带上听到的一模一样。治疗师的任务就是让珍妮佛主导，然后为故事配上戏剧性的音乐，扮演故事中不同的角色。虽然每周故事内容几乎是相同的，但是治疗师可以改变伴奏音乐，增加气氛，使用不同风格的音乐，这些改变对于珍妮佛来说是可以接受的，只要故事结构没有改变。在故事中有玩耍的成分，适合创造性的发展。但是虽然在人际互动和情感表达方面有所发展，但是海伦感到一种顺从，被控制和不真实的感觉。最后海伦感到重复听同样的故事非常无聊。

阿尔法莱兹（Alvarez）写过自己治疗自闭症患者的经历："在治疗自闭症儿童的过程中，治疗师可能会无聊死了，因为同一个故事要听成百上千遍，可是那些孩子却不会感到无聊（1992：205）。"阿尔法莱兹认为现在反移情特别重要，它可以提示治疗师，孩子需要帮助来转换话题。海伦的被卡住的感觉是一种反移情表现，说明珍妮佛已经"陷入"了童话世界，不可自拔。这些经典故事对珍妮佛的意义重大，因为它们能帮助减轻早期和父母分离的痛苦经历。但是，这些故事情节已经耳熟能详，她的自闭感和孤立感就会重新出现。所以，她需要帮助，突破这个难关。

接下来，海伦演奏的音乐不再固定，有时她不理会或以开玩笑的方式拒绝珍妮佛的要求和指示，试着使用缓慢而又庄重的音乐，而且伴随着暂停和寂静。珍妮佛有时候会参与进来，虽然非常短暂，因为不久她就感到不舒服，会给出评论或者通过说话来打断海伦的模式。

这一次，一个新的声音或者说一个新的人格出现了——珍妮佛既没有学习，也没有模仿，展现的是珍妮佛内心从未发掘的一部分。现在的声音会变化：刺耳的，抒情的，顽皮的，孩童的。与先前不同的是，她现在使用的语言很简洁。"蜥蜴说，啊，我想回家。海伦说，是的，可以走了。蜥蜴说，不，还没到时间。"

这样的话每周都会以各种形式反复出现，珍妮佛现在可以即兴创作旋律，而且敢于尝试新的音乐领域了。这只是珍妮佛更加自发地、更加自由地进行音乐疗法的开始。假装是"蜥蜴"的珍妮佛现在可以和海伦在音乐与情感方面进行互动了，她们可以一起演奏，一起即兴创作。海伦把这次治疗体验和温尼科特提出来的使用"自发性手势"联系起来，她现在已经能够做到了，所以珍妮佛的表达更加具有创造性，更加接近"真我"。

第六章 / 儿童音乐疗法：四个案例研究

　　年仅 4 岁的莎伦被妈妈带到音乐诊疗室做咨询时，大声喊叫，四处乱跑，想跑出等候室。妈妈也不能把她哄进去，于是她只好把莎伦放进幼儿推车里，可她依然大喊大叫。音乐疗法室里有一些大小合适的乐器：鲜艳的鼓、闪亮的铙钹、挂起来的一串风铃，还有一些小型打击乐器。

　　音乐治疗师海伦开始弹奏钢琴，并跟着响亮而又欢快的曲调唱着"你好，莎伦"，这恰恰响应了莎伦不断的哭闹和让人烦躁的叫声。莎伦停止了叫喊，也可能是因为听到有人在唱自己的名字或者发现音乐反映了自己的情绪。她爬出手推车，跑到鼓跟前，用力地击打起来，海伦也配合着她的强烈的节奏，演奏起激昂的进行曲。莎伦很快就把鼓槌扔在地上，因为她的注意力被房间另一侧的风铃吸引住了。她跑过去，用手指拨动风铃，而海伦的钢琴伴奏也变得柔和、梦幻起来。莎伦受不了这样安静的状态，一会儿又跑回到鼓边击打起来。当海伦再次弹奏时，莎伦看了她一眼，好像意识到海伦的音乐与自己的行为有关。她停止敲击，发现好像海伦也停了下来。她又这样做了几次，每一次都会观察海伦是否在模仿她。在接下来的15分钟里，莎伦一会儿击鼓，一会儿摆弄风铃，越来越感觉到海伦的音乐和她行为之间的关系了。莎伦和海伦之间的短暂眼神交流，还有莎伦对母亲（正在旁边观察这一切）的微笑都表明，这次体验与以往是不同的。

莎伦患有自闭症。这个病症会导致患者三大方面的表现迟滞：交流、社交和有想象力的游戏（Wing and Gould, 1979：11-29）。她不愿意说话，对周围的人和事也没有兴趣。她在饮食方面也存在问题，因为她只吃薯片，不吃其他东西。她很好动，这点通过她的动作可以看出来。只有在看录像或电视时，才会精力集中，安静下来，她的父母担心这种症状会越来越严重。

与莎伦妈妈交谈中，海伦了解到，这20分钟的相处时间对于莎伦而言已经是不可思议的了，而且她极少能表现出有意识、快乐和互动的迹象。

海伦与莎伦间的首次会面证明了通过这种方式，可以在第一次咨询中与孩子建立联系。治疗师认真倾听孩子说话时、哭泣时或叫喊时的音高、音色和音强，同时观察孩子呼吸和手势的速度与节奏。通过这样的观察，她开始创造一种音乐语言，不用文字就可以表达一些情感。正如我们第一章所讲到的，这种沟通方式和父母与孩子最早的沟通方式相似。儿童心理学家经常使用一些音乐术语（比如乐句划分、打节拍、调音、力度变化）来描述父母与婴儿的交流；而很多父母依据直觉和孩子相处，这也是一些心理治疗师采取的方法。治疗师海伦为了和莎伦建立联系，采取的方式就是去倾听、配合、模仿、反应和映射。虽然海伦把音乐当作中介，但逐渐清晰的治疗目标却不仅仅是音乐方面的，还和莎伦的个性及她在生活的各个领域中经历的困难相关。

帕夫利切维奇告诫一些音乐治疗师不要降低对孩子的期望，不要通过孩子的病情或年龄看问题，要用"同步"的眼光来接纳孩子的一切。她在描述一名自闭症儿童时写道：

> 通过治疗师的音乐，我可以听出孩子的特征：她的体重、外形、肤色、运动状况，等等。通过认真倾听，我的基本感受是：孩子成长受限、她的病症和她的局限……我通过音乐对她有了综合的印象。我听到并感受到孩子的健康（2001：14）。

这次咨询结束后，莎伦还要进行音乐疗法治疗，来提高沟通、表达和游戏方面的能力。随着治疗师和莎伦间的信任渐渐加深，更加密切的交流与分享也成为治疗的重点。莎伦的情绪状态，如：她的需求、尖叫及脾气，这些情绪都得到了海伦的回应。正如我们在第二章所讲的，让患者参与治疗和处理好患者在治疗中的反抗反应同样重要。

阿尔文、诺道夫和罗宾斯都是英国音乐疗法的先驱，他们在特殊的教育机构和医院做了大量的儿童音乐疗法工作。他们在 20 世纪六七十年代的工作也表明，除了音乐活动，他们还有更多的目标来满足儿童各方面的需要。阿尔文写道：

> 我工作的理念就是，音乐是一种创造性活动，它应该有利于发现并利用孩子在其他领域的才能，并不一定是在音乐领域。孩子对于音乐的反应不但展现孩子的非音乐需求，还展现出理解他和帮助他的途径（1987：3-4）。

诺道夫和罗斯宾同样认为他们的工作目标不限定在音乐领域，也非限定在教育领域。他们写道：

> 音乐治疗师的作用就是弥补老师的教育和课堂活动的不足，除此之外提供另外一些活动，目的就是让这些特殊的经历对孩子在心理上产生重要影响，同时对孩子的全面发展也有治疗意义。增强自我功能，突破情感束缚，减少行为问题等，都可以让孩子更加开心、满足，以便更好地在学校生活并从中获益更多（1992：139）。

在儿童音乐疗法的早期，他们一般住在机构里，要么是可以长期住的医院，要么是居住小区。在当时，患有严重生理缺陷或者疾病的儿童被认为是"不可教育"的，没有资格去学校读书。他们的父母在没有支持和帮助的情况下，这些孩子大部分时间就只能待在医院或者专门机构里。但是，随着立法、健康和教育政策的改变，医学的进步，残疾儿童的生活也得到了改善。1970年，残疾人教育法案通过，第一次赋予了这些孩子法定的受教育的权利。而1978年由青少年儿童残疾人教育状况调查委员会起草的《渥那克报告书》（*Warnock Report*），首次提议将有特殊需要的儿童归纳到教育的主流，1981年的《教育法案》通过了该项提议。医疗卫生方面也有巨大的进步，小型的专业化机构取代了大多数的儿童长期住院部。外科和医疗技术的改进让更多的早产儿存活下来，尽管有些婴儿脑部可能受到严重损伤。同样，有生命危险和生命期有限的孩子，只要长期接受医疗护理，也能够在提高生命质量的同时活得更久。因此，比起开展音乐疗法的前期，现在更多的孩子参与音乐疗法治疗了。现在的音乐治疗师不仅要治疗患有脑瘫、自闭症和唐氏综合征的孩子，而且他们活跃在医院和特殊教育领域，一个更加复杂的工作模式正在慢慢形成。

目前音乐疗法可以用于以下几个方面：

1. 作为诊断沟通障碍、自闭症工具（Wigram，1999）的组成部分；

2. 向有发展障碍的幼儿的妈妈提供多学科早期干预计划（Oldfied and Bunce，2001）；

3. 治疗因癌症住院或接受其他手术治疗的孩子（Pavlicevic，1999）；

4. 为病危的孩子提供临终关怀，包括为整个家庭提供治疗，不仅仅是病危的孩子（Ibberson，1996）；

5. 为患有进食障碍（现在被视为心理疾病）的孩子提供治疗（Robarts，1994）；

6. 为遭受性侵犯或有任何被虐待风险的孩子提供干预措施（Rogers，1992，1993）；

7. 为经历变故、自然灾害、战争、家庭不幸等后患有心理创伤的孩子提供治疗（Sutton，2002）。

有些需要心理治疗的孩子会有特殊需要或对环境有特别要求，这些孩子会经常被转入到其他机构接受治疗。例如，一所小学的特殊教育需求协调员最近就将三个孩子转入一家音乐疗法诊所。第一个是个9岁的小男孩，他在父亲意外身亡后，表现和学习成绩都退步了；第二个是个经常旷课的11岁小女孩，她不告诉任何人她的心事。第三个是一个来自难民家庭的孩子，他沉默寡言。没有正式诊断他们需要特殊教育，但是这三个孩子在学习、社会交往和交流方面有点问题，现在音乐疗法被认为是问题儿童的福音，无论他们的问题是生理、情绪、行为、认知方面的，还是综合性的。

为了说明治疗师是如何开展音乐疗法的，我们要关注几个临床案例，先是一例团体治疗，再是两例个体治疗。

儿童的团体音乐疗法

相比于成人，儿童花费更多的时间与他人相处，家、学校，还有放学后和周末的集体活动。音乐拥有特殊魅力，能把孩子们聚到一起，参加合唱团、管弦乐队、流行乐队，或舞蹈，如芭蕾到街舞都会用到音乐。哈格里夫斯（Hargreaves）和诺思（North）曾写道："音乐在人类生活的许多方面都有着各种各样的作用，而这些作用都与社会交往有关（1997：1）。"

许多机构都会开展音乐疗法治疗。这些机构包括一般的和从事特殊教育的学校，层次有托儿所、小学、中学，还包括专门为患有自闭症、语言发展障碍、行为问题或精神问题的孩子开设的特殊机构。团体机构把音乐作为主要媒介，通过音乐给孩子与成人、孩子与孩子间的互动提供了机会，这样一来，孩子个人和小组的需求都可以满足。为了达到上述的效果，小组规模要小，比如4个孩子成立一个小组，而不是像每个孩子都要参加的音乐课一样。

托儿所音乐疗法小组

这个小组有 3 名成员，他们均有残障，他们分别是 4 岁的马克和玛丽、3 岁半的杰米。他们都在一家残障儿童学校学习。他们在步行、肌肉运动控制和表达等方面都有问题，其中杰米有学习障碍。他们具有一定的语言理解力，但是只停留在口头交流的早期阶段，只能使用一些简单的词汇。他们没能顺利度过以下几个成长期：滚爬期、学步期、学语期，还有通过玩耍和尝试来探索世界的时期。每个孩子都在某种程度上因为自己的病症被孤立了。由于需要依赖大量的照顾，比起同伴，他们更习惯于和成人相处。

虽然教室里每天都会有音乐活动，特别是歌唱比赛和配合表演的歌曲，但学校认为音乐疗法的中心就是要对孩子发展起到独特的作用。它给孩子们机会，让他们去表达自己，自由创造，追寻快乐和成就感。除了这些有形的作用外，音乐治疗师罗宾想用不同的方法来满足孩子们的情感需求。比如要承认沮丧、不耐烦、生气、敌对、不满足和焦虑等情绪，并且用音乐表达出来。在音乐疗法中，接受这些"负面的"或者不愉快的情绪并用音乐的方式来处理是很重要的一部分，这一点也与其他形式的音乐创作区别开来。

治疗过程

治疗在教室的一角进行,那里有一架钢琴和一些打击乐器。治疗师罗宾一星期来学校一次,他的助手叫克丽丝汀,她是个护士,一直在这里工作。首先,罗宾向每个孩子唱了一首歌表达问候,并留出给孩子们回应的时间,并鼓励孩子们在他弹奏时过来摸摸他的吉他。玛丽立刻参与进来,而马克看起来心不在焉,不断向房间四处张望。杰米刚上学不久,还比较害羞,不愿意加入,并用手遮住了脸。罗宾让孩子们自由回应,无论什么时间通过什么方式。所以他没有强迫杰米加入,他还为杰米即兴唱了一首叫作"藏猫猫"的歌,而这也引起了马克的兴趣,他对杰米发出了"嘘"的声音。

这个环节后,罗宾走到钢琴旁,让孩子们挨个击打克丽丝汀托着的大手鼓。玛丽使劲而又没有规律地击鼓,每次击鼓时,罗宾则以钢琴弹奏大和弦予以配合。玛丽的击打渐渐地变得有规律起来,有时还会等待和罗宾一起演奏。当轮到杰米的时候,他不愿意敲鼓,靠着鼓面不停地摇晃。罗宾则用柔和的摇摆节奏配合他,哼着"杰米在手鼓上划动他的船儿"。这说明罗宾知道杰米不愿意加入,同时想配合他的摇摆,希望和他建立音乐方面的联系。当轮到马克时,他想要踢手鼓,罗宾听到他哼唱着"今日足球"的流行节目主题曲的前奏。这让大家都想踢鼓来"进球",而当时罗宾也用钢琴弹奏这一首歌曲。虽然他们不能独立行走，但是他们都想抬起脚和腿"踢球"，甚至杰米也跟着其他人做了起来。从这里我们可以看出，现成歌曲和即兴创作可以随着环境的需要自由转化。

到了下个环节的时候，每个孩子都可以选择一项乐器自由即兴演奏，同时罗宾在旁边弹奏钢琴。玛丽选择了风铃并大幅度地摇动，而罗宾选的是一首印象派的音乐，音乐起伏让人联想到德彪西的《小船》。玛丽的动作和音乐的起伏达到一致，很明显她已经能够划分语句和结构了。演奏时她聚精会神，充满能量，现在她感到非常愉悦。而马克显得不耐烦了，因为当大家关注别的孩子时，他迫不及待想演奏。马克选择敲击大鼓，两手各拿一只鼓槌用力的轮流击打，奏出像进行曲但是又不规则的音乐。因为身体左边比较虚弱，所以他平常不使用左手，但此时却用双手非常卖力地敲击，希望可以达到平衡，奏出令人满意的音乐。当他成功做到了而且能与罗宾共同演奏时，他的脸上露出了一个大大的微笑。杰米选择摇动铃铛，而罗宾则唱起了"叮咚铛"。这时其他孩子也加入进来，一边唱着"叮咚"，一边摇着铃铛。

在治疗的最后环节，克丽丝汀为孩子们选择了一些小型吹奏乐器，而罗宾则为孩子们即兴创作了一首轻快的华尔兹舞曲。年龄稍大的两个孩子拿的是簧喇叭（经四度定弦的簧喇叭），无法集中注意力的杰米这次很容易地吹出了声音，创造了新的开端。起初孩子们随便乱吹，都沉浸在自己的世界里。儿童成长早期都是这样，各玩各的，不管其他人。当他们听到其他伙伴的吹奏和罗宾的琴声之后，便开始相互配合，他们意识到了自己，意识到了同伴，意识到如何让自己的演奏融进音乐之中。克丽丝汀观察到，孩子慢慢会用嘴唇、舌头、呼吸，这些可以控制的行为有助于提高他们的语言能力。但对于孩子来说，无论是以音乐形式还是以玩耍的心态来参与，这个过程就是"玩"。孩子和罗宾之间的这种音乐对话，比用任何语言交流都要顺畅。

现在罗宾开始用吉他弹唱一首告别曲，他再一次留时间给孩子回应。告别曲和问候曲每周都要重复一遍，以便让孩子们熟悉这种结构，这样一来，他们就知道正在发生的事情，并为治疗的开始和结束作出限制。与治疗刚开始相比，孩子们说话时注意力更集中也更为自信了。玛丽和马克一边挥手一边唱着"再见"，杰米和罗宾有了眼神交流，因为他从歌声中听到了自己的名字。克丽丝汀评论说，孩子们变得更为敏锐了，而杰米也渐渐融入到了小组之中。

以上只是大致地介绍了儿童小组的音乐疗法过程，并不能说明其他不同小组的治疗情况。但是这同样也显示了治疗师的相关技巧，罗宾创造了音乐环境，让孩子们融入进来，发挥他们的特长，同时满足他们的需求。

个体音乐疗法

下面将要介绍的分别是汤姆和卡尔，他们的情况截然不同。汤姆永远不能说话，这一生将一直需要他人支持与照顾；而卡尔有潜力生活得独立而精彩。可是他们都有发展、情感和心理方面的问题，这都是他们早年的经历造成的。通过音乐疗法治疗，这些问题都可以解决。

案例研究：汤姆

汤姆出生时患有唐氏综合征和严重的学习障碍，5 岁时又被诊断为自闭症。他的妈妈患有严重的心理疾病，却不接受治疗，所以汤姆还是婴儿的时候就没有得到正常的照料。汤姆两岁时，邻居很担心，并将这种担心告诉了社工，社工发现他时他被扔在幼儿床里，里面堆满垃圾。他只有一个小瓶子用来进食，而且养成了很多自我刺激行为：戳眼睛、头撞墙、晃动身体、吮吸衣服，等等。很多其他孩子也有相似特征，比如那些没有母亲或养育者照料的孩子，他们很小就来到福利机构生活。

工作人员开始照顾汤姆，并设法帮助他的妈妈，可是她却突然消失不见了。汤姆 5 岁时被人收养。那时他不知道怎样和他人交流，不会眼神交流也不会说话。他非常好动，跑上跑下，不停转圈，晃动身体，但重要的是：他不知道怎样玩耍。我们在第五章讲过，儿童专家认为"玩耍"对健康的心理发展是不可或缺的（Winncott,1986：48），孩子缺乏玩耍的能力就是自闭症的主要表现之一。患有自闭症的孩子不会富有创造力和想象力地玩耍，只会做固定的重复性的活动。当他拿到玩具或其他东西时，意识不到玩具的用途，只是去抚弄、转动或者吮吸。例如，一个孩子拿到玩具车后，不会有想象力地去玩耍，只是把车子带在身边，快速地拨转车轮子。塔斯廷（Tustin）在 1972 年首先提出了"自闭物品"的概念，而这辆玩具车就是"自闭物品"，它阻碍了孩子的玩耍和交流。

汤姆从 6 岁开始，时不时在一所特殊学校上课，但是由于他不会与人交流，连幼儿班都上不了。但是他每次对课堂里的音乐都会作出反应，他要么转圈，要么坐在音响旁，耳朵对着音响。他的养母了解了这些后，想带他去参加音乐疗法治疗，以帮助汤姆走出孤立的状态。

汤姆的第一次音乐疗法治疗过程

6 岁的汤姆在初次接受音乐疗法治疗时非常开心，当他用鼓槌敲打那又大又亮的铙钹的时候，笑容满面而且嘴巴里还发出声音。他转着圈，沉浸于自己发出的声音。他将脸靠近震动的鼓面，很明显，这一切让他兴奋不已。转圈时的音乐给他带来了新鲜感，同时没有把他从他所熟悉的感官世界里带走。

　　刚开始，汤姆根本无视海伦的存在，而海伦配合汤姆击打的节奏弹奏钢琴，希望与他建立某种联系。随着治疗的展开，汤姆开始在连续的击打中稍作停顿，他望了望钢琴那边，好像意识到旁边的那个人并没有直接干扰他。这时候海伦使用了之前提到过的方法，像母亲照看婴儿时，会配合并模仿孩子发出的声音。治疗结束时，汤姆躺在地上不愿意离开，最后不得不被抬出那个房间。

　　随着治疗的进行，明显可以看出，当汤姆每次自由弹奏时，无论用的是大鼓、钢琴，还是铙钹，他总会进入一个孤立的世界，在这个世界里，他可以发出声音和做自己的动作。海伦猜想这样的环境类似于他早年的婴儿床，在那里，他会用自己的声音和感觉来刺激自己。儿童心理学家安·阿尔瓦雷斯（Ann Alvarez）使用一种音乐隐喻来描述自闭症儿童是如何陷入重复性或仪式性活动的旋涡之中。

　　　当你和生活中的人互动时，他们可不会像镜子般地给出回应。他们可能会顶撞、走开或惊讶，这样你就不会轻易陷入那个旋涡。但是"自闭物品"是个死胡同，所以当孩子对一个物体开始的热情淡去时，就会表现出固化的行为（Alvarez and Reid，1999：73）。

我们知道汤姆会重复地玩耍某件东西，比如乐器，但是音乐疗法中，情况就不一样了。音乐是可以给你"回应"的，可以通过声音回应，而同时治疗师海伦也会给出回应。他们通过这种方式创作出了有意义的旋律。汤姆在治疗结束离开时，仍然很不情意，他会大声哭喊，好像再也没有机会参加这种音乐疗法治疗了。在他离家或离校时也会发生这种情况，因为汤姆不能理解人和地点是长久存在的。因为这个原因，每周治疗结束时都要做好准备，都要唱同一首告别歌。这就像妈妈在给孩子道晚安前，给他们讲的故事、歌曲和悄悄话一样，可以使孩子相信清晨醒来时妈妈依然在身边。

汤姆的后续治疗

在几次探索性治疗后，海伦给汤姆的父母、老师写了一份报告，提出了可能的治疗目标。这些可以帮助汤姆锻炼听力、玩耍能力、秩序感，以及分享方面的能力。汤姆需要别人给他演示如何轮流击鼓，如何在钢琴后玩藏猫猫。"上、下"（海伦上下移动铃鼓让汤姆敲打时说出的），"转圈、停"（他们一起转圈跳舞，然后停下来），"准备好，砰"（在弹奏铙钹时说出的），这都能让汤姆意识到自己与海伦的联系。这也可以让他体会到母子间自然玩耍的愉悦。斯特恩（Stern）在谈到母亲如何自然回应孩子时，提出了"情感共鸣"的概念(Stern,

1985）。如果过程过于刺激，那么孩子会接受不了，变得烦恼，过于平淡则会导致孩子退出互动。

到了治疗的第六个月时，汤姆已经可以做到在短时间内不重复固化的行为，并加入海伦的音乐活动。在每次治疗中，他都能够自由地选择乐器，他非常喜欢弹奏那把五声音阶的竖琴。他可以忍受海伦在自己演奏时坐在旁边，这样海伦就可以加入，温柔地唱出他正在做的事情。

在第一年的治疗结束时，汤姆已经可以玩音乐游戏了，而这些游戏基于宽松自由的回弦曲结构，并且汤姆可以敲击自己最喜欢的乐器——铙钹。每次说到"现在该敲击铙钹了"的时候，他就可以欢快自由地即兴演奏音乐了。这句话给了汤姆语音提示，告诉他什么时候可以开始演奏，同时会有大和弦的钢琴给他伴奏。汤姆每次都很期待听见"现在"这个词，这表明他记住并且掌握了这首歌的节奏。汤姆之前的敲打铙钹是自闭性质的重复行为，现在的演奏已经变得非常有创造性了，这个过程中海伦一直陪伴左右。对于熟悉的歌曲，他的自我控制与自我意识得到了改善，而从他的笑声中，可见他感受到了玩耍的乐趣。

汤姆在治疗的同时已经习惯了学校的生活，同以前相比，他现在已经能更多地注意到身边的人，更善于与他人相处和交流了。治疗结束时汤姆不会那么失控了，因为他似乎明白了"再见"并不是永别。两年后，汤姆已做好全日制上学的准备，他爱上了很多活动，包括骑车、游泳和学校集体活动了。治疗师、老师和养父母一起商量，是时候结束音乐疗法了，虽然他们无法知道汤姆对这一治疗进程到底了解多少。

在治疗的最初阶段，汤姆表现出对音乐天生的反应能力，特别是对震动、节奏、移动等感觉较强烈。由于他的经历中没有"关系"这个概念，所以他以为音乐是个孤立的，而不是一项社会性的、可以共同参与的活动。针对他这些习惯性的反应，海伦做了大量工作，最后终于可以带领汤姆参加演奏，让他找到了自主性，发现了自我。

案例研究：卡尔

第二个案例的主角是 10 岁的卡尔，他正在念小学。他和母亲生活在一起，父亲偶尔和他联系。母亲认为卡尔的出生是"意外"。她总是责备为卡尔接生的那家医院，认为他们应该对这些年卡尔的行为问题负责，因为这些行为问题是他幼儿期所患过敏症所造成的。她害怕传染病，于是经常打扫屋子，给儿子擦洗身子。

卡尔的问题在幼儿园时期就显现出来，大家都认为他爱搞破坏，喜欢攻击别人。母亲也意识到这个问题，自己的儿子不受同学及老师的欢迎，"他不知道自己的力气有多大，所以有时候会伤到别人。"母亲带着他在学校作了咨询，并让卡尔进行了 14 个月的心理治疗。儿童医生诊断出他的问题：行为幼稚，认知水平低，没有组织能力，注意力不集中，呈现出发展性行为困难，诵读困难的症状。

治疗师海伦对卡尔的过去和他的攻击行为有了一些了解，之后她决定和治疗师马克一起合作。因为马克力气比较大，必要时可以和卡尔相抗衡，同时这也有利于提供一种如何做好父母的范例。

治疗刚开始，卡尔就想发泄情绪，他用力捶打乐器，并在房间里来回跑动。他大叫着向治疗师下达指令，因为他在扮演动画片里的超级英雄，比如蝙蝠侠、超人、恐龙战队。他总是想扮演坏人的角色来和马克打架，海伦则会在旁边演奏一些戏剧性的背景音乐。要把握这次治疗的界限是非常困难的——当卡尔击打手鼓时，马克会把它举起当作盾牌，可是卡尔想要真正地打架。下面是初次治疗时的节选，海伦一边弹琴给卡尔伴奏，一边重复他的话，有时还会反复唱歌。卡尔非常兴奋，他大喊大叫，叫嚷的声音偶尔会有音调变化。

节选 1

卡尔（叫喊）：我是厉害的骑士，是世界上最强大的人（摆出战斗姿势，对着马克叫喊），你去死吧！

马克（倒下）：啊！

卡尔：（戏剧性地）哈，哈，哈，哈！不要害怕，我不会死的，
我是无敌的。哈，哈，哈，哈！邪恶的女巫创造了我，
使我有了神奇的魔力，还有一把阻挡一切的宝剑。哈，
哈，哈，哈！

海伦（唱）：邪恶女巫在这里，她带来了神奇的魔力。

卡尔（打断）：我不是那个邪恶的女巫。她赋予了我神奇
的力量，我是一个让人害怕的骑士。我不是
她，我是一个狩猎者，我拥有女巫赐予我的
最神奇的力量。

海伦：她创造了你？

卡尔：不，不是！

海伦：她给了你神奇的魔力？

卡尔：她给了我生命，还有神奇的魔力。她是一个邪恶的
女巫，她会告诉我的使命。

我们马上就进入到一个神话的魔幻世界，童话故事将古老
的民间传说和现代魔法师哈利波特（Rowling：1997）联系在
一起。勇猛的骑士、邪恶的巫婆、猎人、魔法，这些都广为人
知。心理分析师卡尔斯契德（Kalsched）在释义荣格时曾说：
"心理学出现之前，人的内心活动是科学研究的主体，神话由

此出现（1996：6）。"卡尔斯契德在描述他治疗成年人时曾说，他们的梦、幻想、神话都是发现他们早年心理创伤的关键。他对创伤下了更为广泛的定义，即"让孩子感到无法忍受的心灵痛苦和焦虑的事情"，包括"虐待儿童"，"未得到依恋"（1996：1）。卡尔在第一次治疗时就表现出严重的焦虑，只不过这些焦虑被自足、坚忍的假象掩饰住了。

卡尔在第一次治疗中提到了很多故事原型，现在有一个叫谜语客的形象出现了。谜语客是《蝙蝠侠》中的人物，他可以变形，更换外表，捉弄无辜的人。这个角色的起源是很古老的，就像伊甸园中的那条大蛇。荣格将它称做"骗子"，因为它同时具有了心灵的两极（1972：1）。这还使人联系到面具概念和温尼科特的"真我"与"假我"概念（Tyler，1998）。

下面的对话节选发生在卡尔治疗的第三个月的时候，这一次卡尔扮演强大的乍得爵士，他伪装成了婴儿，等着去袭击马克。扮演哭喊着的婴儿可以让卡尔流露他情感上匮乏的感受，同时不会暴露他内心真实的脆弱。卡尔所展现出的强大只是掩盖事实的面具：他是一个父母亲不要的孩子。

海伦用钢琴声回应卡尔的哭声，马克在认真地表演时，她也体会到了他的痛苦。卡尔在表达自己情感匮乏时，内心充满了矛盾，一方面他乞求马克将他抱起，另一方面，当抱起后又会揍他一顿。这些都包含在全音阶的音乐框架中，音乐表达形式自身都有些含混，由三个白键 C—D—E，还有三个黑键 F#—G#—A# 组成。

节选2

卡尔（他在钢琴下面爬行，还发出孩子的声音）：咕、咕、咕、咕、咕、咕、嘎、嘎、嘎。

海伦（唱）：咕、咕、嘎、嘎。

卡尔（对着马克）：过来……（更多孩子般的声音）我扮婴儿，嗯，你得走过来。

马克：是个婴儿！

（卡尔装扮的婴儿越哭越响，哭声与海伦弹奏的音调相协调）

海伦（唱）：我听到婴儿在哭。

卡尔：伪装的乍德爵士出现了，我扮的是婴儿耶，我是假装的。

马克：是个婴儿！

卡尔：我出现了，你要大吃一惊。你要推开我……把我举起来，你要把我举起来，我是婴儿。乍德爵士在那儿，——把我抱起来，快点把我抱起来。

（卡尔从钢琴下面跑出来，攻击马克）

马克：啊！不，又一次骗了我！

卡尔：我说，骗了你两次，别介意。

在第一年的治疗里，邪恶占了上风是主题，无论是动画片里的超级英雄，还是卡尔经常看的电视节目——《绳之以法》里的抢劫犯、杀人犯。这似乎证明了卡尔齐德(kalched)的观点，人为了回应所经受的创伤，以极端对立的形象出现：好与坏，爱与恨，治愈与受伤。

卡尔在学校的情况也并不好：在成绩上落后同学，而且非常不受老师和同学的欢迎。他的妈妈经常去学校，抱怨对卡尔的歧视行为，但是她还是很相信音乐治疗师会按时地让他接受音乐疗法治疗。

对治疗师来说，治疗是一项苦差，无论在体力上和情绪上，但是也出现了一些好的征兆。比如，每次结束治疗时，卡尔都依依不舍，他常常躺在地上装作受伤或没气儿了，这是说明他开始对治疗师产生了依赖情绪。这时海伦和马克则会假装很伤心，卡尔会心满意足地倾听，也会啜泣或呻吟。这时卡尔体会到了他以前从未了解的失落感，并感到难过。治疗时，卡尔唱歌的部分越来越多，很多时候都是独唱，歌词发人深省、感人动情，如"时光逝去，来去匆匆，我多想它停下脚步"。有一次，他甚至拨慢了分针，因为他想要更多额外的时间。卡尔虽然患有阅读障碍，无法集中精力写故事，但是他在包容的音乐环境中，显示出了创造力、表达力及诗意。

在接受治疗第 17 个月，卡尔的独唱曲有了重要的突破，他第一次把男巫、女巫的幻想世界和自己的幻想、愿望和焦虑联系起来。他躺在地上，半说半唱，而钢琴弹奏的重复的蓝调音乐，为他提供了一个稳定和包容的背景环境。

节选 3

卡尔：啊，假如马克是我的朋友，那该有多好！啊！如果马克……

我，我就是力量——我不知道，我不强大。

我并不邪恶，是这个女巫和男巫对我做了一些坏事。

我知道我不是男巫，但是我从别人那学会了魔法。

我只是一个男孩，我不是男巫，我只是一个普通的男孩。

父亲和母亲给了我魔法，所以我就可以成为一个善良的男巫。

他们一直知道我是善良的，他们一直知道我不是故意的。

但女巫在我的脑袋里装进了粉末。

当魔力消失后，我要消除女巫对我的影响。

我的魔力不过是像那些木头，并不强大。

很遗憾，我的上帝，我很遗憾我从未有过好朋友。

后来没多久，一个欺负弱小者的、叫作"比利"的形象出现在了治疗中，而当时卡尔在学校也遇到了问题。臆想的因素虽然存在，但是也被现实因素冲淡了。卡尔很开心地唱着海伦即兴创作的歌曲："每个人都怕比利，因为他高大威猛。"卡尔在有了现实主义意识后，希望可以得到更好的东西，他想通过快速奔跑、跳跃而飞起来。后来，他渐渐接受了这一点——自己无法像超人一样翱翔天空，他放弃了自己无所不能的想法，意识到自己只是地球上的一名普通男孩。

不久卡尔转学，对他的音乐疗法也随之结束。遗憾的是他母亲接他走时，没有给他最后一次治疗和道别的机会，也没有进行相关讨论。治疗师给卡尔写信，没有收到回复，也没有再见过他。他们对于带走卡尔的"女巫"非常生气，失落感油然而生，觉得他们没有保护好他，没有扮演好父母的角色。可无论如何，在治疗过程中，海伦和马克还是认为卡尔有进步，他挖掘了自己内在的潜力，意识到了自己的问题，他可能会用"魔法"来好好生活。

虽然莎伦、马克、玛丽、杰米、汤姆和卡尔的情况不同，可是音乐治疗师的治疗原则是相同的。即兴演奏可以让孩子们展示自己某种本质，因此他们在诊疗室会表现出他们的优势和内心的需求。这是一个起点，通过这个起点可以与孩子建立联系，从而处理其情绪问题和满足其发展的需要。特里沃森和马洛赫曾解释说：

> 音乐不仅仅是"非语言"和"前语言"的，它在治疗中的作用是建立在一种特质之上：人类的一生都喜欢通过交流沟通来结交朋友。"对话式的即兴演奏"是艺术，也是临床技术，它可以及时直接帮助人类主体间的情感表达。（2000：14）

第七章 / 这可能是一个艰难的过程……
（在挫折中前进）

　　我们在这本书里已经讨论了音乐治疗师如何投入音乐中，并且和来访者交流以完成医疗目标。可是，不是所有的人都会弹奏音乐，有些人即使会了，也不一定愿意这么做。这样一来，有些刚入门的治疗师和经验丰富的治疗师都会感到焦虑：难道音乐疗法必须弹奏音乐吗？如果来访者不弹的话，音乐疗法还有用吗？还应该继续治疗吗？我们将要在这一章谈到来访者可能会发生的情况：

　　1. 不愿意或者不能使用乐器；

　　2. 因为担心音乐技术而备受拘束；

　　3. 只是象征性的使用乐器而不是真的演奏。

　　我们还要看到交流在音乐疗法中的作用，让来访者从几乎不说话到更喜欢谈话而不是演奏音乐。

对于那些不能演奏的来访者

麦克

　　麦克蹲在治疗室的一角，双手遮住了脸，一个手指遮住了鼻子，其余的手指遮住了耳朵。他紧闭双眼，似乎不想去接触任何事物，也不想远离任何事物。音乐治疗师海伦坐在房间中间，一边演奏钟琴，奏出单音符的曲调，另一边唱出麦克的名字，但是他不听也不看，没任何反应。等过了一会儿，当治疗师向他走过去时，他惊讶地叫了一声就立刻跑到了另一个角落，然后焦虑地走来走去。海伦就不再和麦克进行眼神交流了，她开始奏出一些轻缓的音乐，这些节奏和麦克的步伐节奏一致。麦克慢慢地安静了下来，他走了过来，站到了海伦的身后。他抬头看着天花板，然后开始鼓起掌来。他越来越放松，等治疗过了一半时间的时候，他更加愿意去接受这里的音乐了。但是他仍然拒绝和别人接触，不愿意触碰海伦给他的乐器。

　　麦克出生于伦敦，是一个高个子的中年男人，他一生中大部分时间都在福利机构中度过。当他才两岁的时候，他的癫痫病发作造成了脑部损伤，于是被送到了儿童医院里住院治疗。青少年时，他又到了郊外的维多利亚医院精神病院治疗，并在那里生活了 20 年。麦克喜欢独处，不爱说话，不爱打交道。

他常常一个人独处，蜷缩而坐或者晃动身体，但是他也喜欢走路，常常在医院里的操场上走很久很久。当他 40 岁时候，由于某些原因，医院被关闭了，来访者都要被转移。来访者都会被尽可能地安排在原来住的地方，于是麦克又回到了伦敦的市区，在一个繁忙街道旁的高楼里住下了。和他在一起的还有另外两个来访者，由社工照料，白天的时候一起去日间护理中心。不久之后麦克觉得新的生活让他感觉没有私人空间，特别是和其他人挤在一起很苦恼。他有几次逃离了护理中心，大家最后才发现他在几公里外的公园里散步。他觉得几个人一起吃饭或者一起看电视特别不舒服，如果别人制造噪声的话，他便会大声吼叫，有时甚至会打人或者拽着别人。

麦克后来就开始接受音乐疗法治疗了。由于搬家问题给麦克带来了一些无法控制的情绪波动，希望可以用音乐疗法来解决这个问题。虽然现在海伦还很难和麦克接触，但是她希望通过音乐疗法来和麦克建立一个良好的关系，即使这比较困难。治疗室比较空，所以麦克就有了足够的活动空间，他也可以随时远离海伦和音乐。海伦有时候会弹奏钢琴等乐器或者唱歌，有时也会沉默不语。所以房间里除了声音，还是有其他的空间和自由的。过了一会儿，虽然他们俩还是保持距离，但是他们已经把音乐当作了沟通的桥梁。经过两年的治疗后，虽然麦克仍然不会弹奏任何音乐，但是他的神态表情已经放得开了，可以和海伦互相注视了。由于麦克的倾听、专注和安静，他们可以共同创作音乐。通过音乐疗法，麦克逐渐可以：

1. 忍受和另外一个人待在同一个环境里；
2. 被人接近时不会害怕；
3. 能够忍受他人制造的声音，并且最后可以作出回应。

克莱尔

　　克莱尔才 5 岁，她和麦克一样不愿意在音乐疗法小组中接触或者弹奏乐器。但是有一点不同，她非常喜欢声音响亮并且给人感觉有活力的音乐，她也对一些外表光亮的乐器感兴趣。如果有钟、铃、鼓的演奏，她都会用眼睛看着，开心地哼着，并且会伴着音乐踢腿。她看起来也喜欢治疗师唱歌给她听，有时也会动情地唱几句。

　　除了癫痫症发作的时候，克莱尔很喜欢微笑，也比较友善。她的病症是由具有遗传性的雷特氏综合征引起的。在她一岁半的时候，雷特氏综合征渐渐明显并导致部分认知能力丧失，肌肉萎缩，一直退化到了发育的早期。患有此症的人手部动作会一直重复并且非常僵硬，要么鼓掌，要么手掌紧闭，要么把手放在嘴里。在治疗开始时，她不愿意演奏是因为她的手拿不住也够不到其他东西。于是，她把手放在嘴里，或者是用衣服裹住手指，这都表明她不愿意去触碰其他东西。她能集中注意力的时间很短，只要有点压力，她就会非常紧张，屏住呼吸。

这些病症加上她无法演奏乐器，几乎使她不大可能去接受音乐疗法。但是老师很想要她加入一个和其他三个孩子组成的治疗小组。克莱尔可以从音乐疗法中获得什么呢？她的治疗师在一年后给学校的报告中列出：

1. 即兴音乐可以表达出她快乐的心情，也可以表达出她烦心时候的心情；

2. 音乐可以促使克莱尔去交流，锻炼口才，也可以与治疗师交流；

3. 音乐提升了她身体的灵活性。比如，在治疗师的帮助下，她可以脚踢铃鼓，跟着音乐挥动手臂；

4. 通过观看同伴的演奏，她更加感受到了同伴的存在；

5. 由于喜欢这种治疗方法，她身体上就放松开来，于是可以接受和某些乐器触碰了。

音乐治疗师语言的使用

大多数音乐治疗师都可以用几句话促进治疗过程的开始、继续或者结束。包括：

1. 问候来访者，让他们放松下来；

2. 问来访者"你想演奏哪种乐器？""你想换一种乐器吗？"；

3. 定好时间，比如说"现在快要结束了哦"；

4. 道别并确定下一次诊疗时间。

但是，这些话的作用不仅仅是传递信息和治疗细节这么简单。就像我们在接下来的案例中看到的那样。

这个案例在一家精神卫生医院的重症患者的病房里。在这里，每周都会有一次公开的音乐疗法治疗。现在有五个年轻的小伙子参加了治疗小组，他们分别是罗伊斯顿，迈克尔，胡安，安迪，布罗斯。他们的病症都很严重，有些还有幻想症。蕾切尔是音乐治疗师，她的助手贾斯汀是个护士，同时也懂音乐。来访者们不需要提醒，就各自找到乐器并演奏出混乱嘈杂的音乐。他们都没有倾听他人的演奏，都在比谁演奏的声音更大。罗伊斯顿弹吉他，他把弦拨到发出最大声。迈克尔快速地敲打着康加鼓。布罗斯敲打着另外一面鼓，发出巨大的回声。安迪弹木琴，两根音锤任意地在键盘上来回穿梭。胡安快速地用木棍敲打着摇摆舞铃，发出的响声完全超过了其他声音。蕾切尔开始是在敲鼓，但是声音小得连自己都听不见，于是她就开始弹钢琴。蕾切尔认为自己在这么嘈杂的环境里不应该尝试去控制，而是应该去倾听其他每个人的演奏。十分钟过后，突然每个人都同时停止了演奏，并且房间里变得非常安静。蕾切尔和贾斯汀对刚刚的音乐都发表了自己的评论。来访者们意识到了问题但他们却不能表达。然后蕾切尔建议说："我们要不换换乐器再来吧？"其他人好像都同意了，因为他们都站起来去寻找其他的乐器。接下来的音乐没有那么嘈杂，来访者们也开始去倾听对方的音乐，并稍稍给予对方回应。

在这个例子中，大家很少使用语言交流。只有在需要组织治疗过程和进行下一阶段时才使用语言交流。语言交流和反应对于这些来访者来说特别厌烦，也没意思，所以用音乐表达自己而不是用语言表达自己的做法，对他们是非常有意义的。

语言——音乐的补充

还有一种情况就是来访者在音乐中交流。在第五章中，我们讲到过在音乐疗法中听到的所有声音都可以被视为音乐，当然也包括口头语言。一共有两种情况，一种情况是治疗师演奏，来访者说话；还有一种情况是治疗师停下演奏去倾听来访者说话。我们可以看出，两者是没有正误之分的。

　　弗兰克是个老年人，患有轻度学习障碍，曾经也长期患有抑郁症，现在开始参加音乐疗法治疗。他用的第一个乐器是木琴，他弹了弹，速度适中，但是没有明显的节奏或者旋律。治疗师弹了弹钢琴作为回应，但是感觉到和弗兰克的音乐没有共鸣——弗兰克好像深深地沉浸在了自己的世界里。治疗师意识到自己的责任就是和他待在一起，演奏音乐，并且要忍受他们之间的距离感。一会儿过后，弗兰克抬起头说：

　　"当我还在寄宿学校学习的时候，曾经弹过这个曲子，我希望我可以记得音乐老师教过我们的那些音符。"

　　他接着继续弹，过了一会儿，又停下来问"你可以教我吗？"治疗师也停了下来，回答道"我们慢慢来吧，在我们制作计划之前先尝试着去了解对方吧。"

　　然后他们继续演奏。

在这个音乐疗法评估阶段的节选中，治疗师在面对一个自己了解很少的来访者时，用演奏回应他的演奏，用倾听回应他的诉说。在这里，弗兰克的话是自我表达，可视为音乐的一部分，也是他交流的方式。治疗师并没有按部就班地开始或者停止演奏，她只是抓住来访者给的线索，以便更好地了解来访者。她把语言和音乐都看作是来访者对治疗的投入，然后仔细地去分析来访者的表达能力如何。

喜欢谈话交流的来访者

对于通常用语言交流的来访者来说，当他们和治疗师使用同一种语言时，对话就自然地成为了治疗的一部分。在其他情况下，比如来访者能说会道，那么与弗兰克的例子相比，口头交流将在治疗中扮演更重要的角色。在这种情况下，治疗师可以用语言去探索他们在接下来治疗过程中会做什么。比如，如果治疗师想知道更多关于来访者的音乐经历，他就可以问"你现在感觉如何？"或者"那种音乐听起来很悲伤，你觉得是吗？"

帕夫利切维奇写到："在音乐疗法的初期，交流的深入和直接以及情感体验的高度集中是非常可怕的，在这个时候，治疗师就要用语言去询问来访者的体验和感觉"（1990：8）。当治疗师不了解来访者或者来访者在治疗中看起来非常沮丧的时候，这些询问非常重要。在即兴环节过后的自发性问题使来访者在治疗师的指导下能够更加清楚地认识自己。但是如果来访者拒绝这些问题，那就说明问题无关紧要或者在这个时候不合适。把来访者对治疗师说话的无语言反应当作自我探索的一部分，有时候是非常有帮助的。以沉默回应他人话语可能是一种重要的交流方式。

在一些案例中，让来访者去演奏音乐是非常困难的，特别是在早期的时候，他们更加愿意说话交流，以后才慢慢地有自信去尝试演奏乐器。那么我们应该如何理解他们呢？这是不是说明他们不适合音乐疗法，而适合咨询疗法或者心理疗法呢？在他们自己不能演奏音乐的情况下，音乐疗法是不是只会增加他们的焦虑呢？这些问题没有确定的答案。当来访者更喜欢交流而不是演奏音乐时，就是对音乐疗法的抗拒，治疗师可以把这部分当作是音乐疗法的一部分。辛普森（Simpson）（2000：83-92）在语言交流的地位和重要性研究中，划分了几种不同的语言交流方式，其中一些对治疗有积极作用，一些则有负面作用。治疗师必须努力工作去相信来访者是适合音乐疗法的，来访者不使用乐器也是建立关系的一种方式。慢慢等待来访者准备好再进行乐器演奏，这其中是有一个目的的，虽然现在还不知道这个目的是什么。如果来访者不用乐器演奏，治疗时会产生一种不舒服的感觉，而且这个感觉很重要，我们把这种感觉称为反移情。治疗师也许会感到他们被拒绝、没有价值、微不足道、被别人操控着、工作效率低、没有技术。他们收费给来访者进行音乐疗法治疗，却没有用到音乐。他们也许在想"另一个治疗师已经可以让来访者使用乐器演奏了，而我呢！"如果治疗师可以用动态的、反移情的角度来看待这些情感的话，那么他们就更会处理来访者在治疗中出现的问题。比如，来访者或许会担心治疗师是否有能力帮助自己，或许不能够充分信任治疗师，因此不会暴露自己不信任治疗师的想法。

演奏音乐技术的问题

我们在第一章里讲过在音乐疗法工作室里，来访者了解如何在治疗中使用音乐的方法，包括让他们参加一个即兴创作小组。我们了解到人们在总体上是如何自由抒发对音乐的感受以及他们与音乐之间的关系。但是如果要他们与其他陌生人一起自由演奏乐器，他们还是会产生焦虑心理。对于某些人来说，在工作室里自由创作音乐的性质和过去所学的关于演奏的概念完全不同。对于另外一些人来说，创作音乐会引发他们早期在学校里关于音乐的不愉快的记忆或者是钢琴课上一次失败的表演。对于很少或者从来没有演奏音乐的来访者来说，让他们去演奏是非常困难的。但是对有些人来说，能够参加自由音乐创作是非常令人兴奋的事情。无论来访者有着什么样的音乐经历，他们都前进了一步。虽然参加音乐疗法是一种非常不同的体验，成年来访者在治疗初期都会经常对即兴表演表达相似的看法，那就是从焦虑到兴奋。他们与音乐的关系可以因为下面几个因素而变得丰富：音乐学习经历，已经学会的音乐技巧，尚未掌握的音乐技巧，对于音乐的个人品位，音乐的定义，对于某种音乐的偏爱（这种情况特别多）。大部分参加音乐疗法的来访者都对音乐保持积极态度，特别是对他们喜欢的音乐或者舞曲。虽然是这样，但是当他们真正弹奏音乐时，仍然很勉强。这或

许是因为在 20 世纪之初的英国，人们一般认为音乐是专业的
领域。音乐应该是用来欣赏的，在音乐大厅里演出或者用唱片
播放，而不是每个人都可以进入的领域。帕夫利切维奇回想到
她在约翰内斯堡的一个广场上听到一位来自莫桑比克的鼓手的
户外表演。她写道：

> 不久，人们对于音乐的文化差异就变得非常明显了。非洲
> 人都该干什么干什么，叫卖，聊天，走动，好像身边的音乐不
> 存在一样。有些人也会加入鼓手和舞者，但是过会儿就离开去
> 做其他事情了。相比之下，非洲以外的人们却坐下来观看表演，
> 并且保持安静，就好像是在音乐大厅里一样。对于一些人而言，
> 音乐是一天中的一部分，人们各行其是，而对其他人而言，音
> 乐是比较独立的活动。

在音乐疗法中，一些来访者认为最重要的问题是音乐技巧
问题，表现为自己批评自己的音乐，就好像来访者内心有某种
声音，随时对自己的每个音乐行为都会作出判断。来访者对即
兴演奏的一些典型反应包括以下几个方面：

1. 我不会演奏——我没有音乐技巧；

2. 我不会演奏，但是你（指的是治疗师）会演奏，因为你
比较专业；

3. 我不会演奏，但是你（指的是治疗师）和其他人可以演奏；

4. 我不会演奏，其他人（其他来访者）也不会，但是你会，所以教教我们可以吗？

普林罗斯 52 岁，她在一个精神医院里接受为期两年的音乐疗法治疗小组。她会因为音乐问题大声地训斥治疗师及其他来访者。比如，她会说：

"这根本就不是音乐，只是敲打出的噪音！"

"这根本不是演奏，你要学会如何正确地使用乐器。"

"给我六个月的时间，我也许就可以弹奏这个金属木琴了。"

在评论小组中的音乐技术水平时，她只是考虑了自己的感受。她也经常和他人比较音乐技术，但是老是感觉自己弱一些，并放在心里，无法专心演奏。但是，治疗师意识到这种反应是她内心深藏的情感的表现。她因为觉得治疗师让自己在演奏中感到非常脆弱而生气，但是在治疗师看来，她生气是因为不满自己需要别人的宽容。她非常讨厌刺耳的、不和谐的敲打声，这反映出她的痛苦。但是她又不愿意承认自己患有精神疾病这一残酷事实。相反，她非常排斥"噪音"和"不是音乐的声音"。对于治疗师来说，这些都是长期治疗中需要解决的重要问题。

通过音乐技巧的隐喻，普林罗斯长期以来都处在痛苦与愤怒之中。

　　玛格丽特现在 85 岁，因为最近丈夫去世，现在独自一个人住在老两口生活了 38 年的房子里。她被介绍去参加音乐疗法治疗小组，就在一家为老年人服务的日间精神病医院。在她参加正式治疗前，已经在医院住了 5 个月了，因为她要进行认知能力评估。她有可能患上了轻度或者中度老年痴呆症，但是由于她口头表达能力差，所以不能参加谈话小组，只能先参加评估。她很难找到词语来表达自己的想法，因此感到焦虑，觉得自己愚笨。可是她在非言语表达方面非常擅长，尤其是通过动作和面部表情，她自己好像也从与人相处之中得到了快乐。

　　在评估一开始的时候，玛格丽特和治疗师鲍勃在一起，她选择了一个大鼓，然后他们就开始一起演奏起来。一开始玛格丽特试探性地弹奏出轻声的音乐，好像使用这个乐器比较勉强，但是过了一会儿，她稍稍有点了自信，开始配合鲍勃，弹奏出舞曲一样的快节奏音乐。在评估阶段结束后，玛格丽特焦虑地问鲍勃她的演奏有没有问题。虽然玛格丽特有短期记忆丧失症状，可能已经忘了自己所听到的，但是鲍勃还是猜测，她实际上是想问他是否理解她失忆时所经历的，还有这给人的感觉如何。

　　从这次评估以后，玛格丽特就成为了音乐疗法治疗小组的固定成员了。但是几周过后，她仍然总是演奏评估开始时候的音乐，她非常担心自己的音乐听起来更糟糕了。鲍勃知道这是她面对老年痴呆症所带来的认知能力丧失的情感表达方式。

玛格丽特年轻的时候是一位舞者，后来当了舞蹈老师。她对音乐非常有悟性，因为她的音乐感极强，并且可以用音乐的方式回应别人。但是，她为自己表达不清感到丢人，同样也为丧失了音乐方面的能力而感到懊恼。她对每个音调都特别挑剔，经常指着音乐室里的钢琴悲伤地说："过去我弹得很好的。"她经常提出要离开治疗小组，她说这样做对大家都好，而鲍勃反问她是不是觉得这个小组对她来说太难了。另一次鲍勃认为是她觉得自己在小组里不受重视，或者是大家对她的音乐比较挑剔。治疗师逐渐地得出了结论：她非常想留在小组里，但是她需要别人的肯定。三个月（包括两周的圣诞节）之后，玛格丽特开始放下心来演奏音乐了。她的音乐开始慢慢地融入小组里来了，而且她也明显专注了很多。还有一个新的现象：在他人的鼓舞下，她可以随着音乐起舞了。她对舞蹈的灵活度令大家赞叹不已，同时她也通过舞蹈进行了痛快的自我表达。她现在好像把自己重要的一面呈现给了小组，虽然她仍然担心自己在小组里不够优秀，但是她每次都很放松、积极地参加治疗。音乐小组治疗随着治疗师的离开结束了。当他们在治疗时谈论到结束时，玛格丽特又变得焦虑起来，担心自己能力不足。但是在她最后向鲍勃道别时，用了一种特别有意义的方式。她看着鲍勃的双眼，用自己的语言强调说自己知道小组治疗结束了。她好像是在传达这样一个信息：虽然自己仍然担心自己够不够优秀这个问题，但是来参加治疗对她还是很有用的。

特瑞（Turry）也强调说，治疗师有时候也存在阻碍治疗过程的音乐技术问题。他描述了一个情形：经过来访者的同意，治疗过程被全程录制下来，供治疗师个人学习使用。特瑞写道：

> 来访者是位颇有天赋的音乐家，他感到自己不适合语言心理治疗。在一开始，我们一起即兴演奏，但是我的心里产生了一种模模糊糊的不舒服的感觉。我对自己的演奏不满意。虽然我奏出的音乐没有多大问题，但是并没有融入来访者的音乐。我觉得自己随时都被评判着，于是时刻注意自己的演奏。我在想我演奏的音乐在来访者的眼里是不是不够好。
>
> 当他问我是否可以停止这次治疗录像时，我的这种感觉消失了。我在想，他的这个要求是不是说明他也感觉到自己时刻被评判着。想到这里，我改变了我的音乐风格，从复杂的、精致的音乐变成了简单的、更让人容易接受的音乐，在某种程度上，比不上他的音乐。我们都希望能一争高下，尽量做得更好。他的要求让我意识到，我的感受不仅传递了来访者某些生活方面的信息，

也是我自己的经历产生的结果。（1998：190-191）

音乐疗法里的象征性演奏

我们在第四章里已经说过，音乐疗法里的演奏不仅仅指演奏乐器。孩子们可以自由地在治疗室里玩游戏，表演故事，这些都只是象征性地使用乐器。如果治疗室里有一架大钢琴，那么就可以经常看到孩子趴在钢琴下面。原因可能是多种多样的，比如：

1. 和治疗师玩捉迷藏；

2. 造个小房子；

3. 感到在隐蔽的地方比较安全；

4. 假装睡着；

5. 躲避治疗师；

6. 不想治疗。

治疗师可以选择如何加入游戏，这要看治疗的阶段和治疗师对背后原因的认识。在巴勃罗的治疗中，他的富有想象力游戏向治疗师展示了他的内心世界，以及他和他的家人在最近逃离的战争中所受的苦难。

下面节选自一个较长的案例分析。

巴勃罗

暑假过后，巴勃罗很想回到治疗小组，一进门就想"玩游戏"。音乐室每周都会变幻各种各样的场景：长凳子变成了法庭，锁住的橱窗变成了监狱，里面有个玩具老虎。当然也有宫殿、城堡、丛林、河流、笼子、手电筒、监控器、电线、炸弹、神奇的符咒、安眠药。乐器和房间都有了新的含义。

风铃 = 神奇的力量

铃鼓 = 坚强的盾牌

金属棒 = 接电螺丝刀

橱柜 = 装满老虎的笼子

哨子 = 用来驯服老虎

鼓槌 = 剑

低音鼓 = 一个信号

踏钹 = 鳄鱼的牙齿

斯瓦尼哨 = 用来射箭或者开动激光枪

摄像机 = 安全灯或者闭路电视

巴勃罗威胁他的俘虏的方式有：饥饿的狮子，电休克，让鳄鱼咬断手臂。这些主题在儿童小说和童话故事里经常出现，它们表明了巴勃罗曾经受过创伤以及他过早了解了残酷的真实生活。巴勃罗戏剧化的经历可以理解为他受伤经历的表达。攻击与破坏的种种幻想对于普通孩子来说很正常，但是对他来说却是恐怖的事实。

那么音乐的作用呢? 把乐器当作游戏中的道具, 现在是不是成了游戏治疗了呢? 音乐是不是成为了戏剧高潮时候的配乐? 治疗师在治疗过程和监督中都在思考这些问题, 特别是当巴勃罗更加能够控制如何定义治疗的音乐界限的时候。虽然治疗师经常想让音乐停下来, 他还是感到是音乐本身把他们带到了这一步, 无论是有声还是无声的音乐, 都是治疗的重要组成部分。

第八章 / 成人音乐疗法：四个案例研究

在案例研究的第二章里，我们将关注参加音乐疗法的四个人，并且彰显他们的个人经历和现在的需求是如何影响治疗的过程的。我们将描述音乐治疗师如何改变音乐疗法策略，来满足来访者的个性需求，以及如何使用音乐疗法和心理疗法的作品来提高他们对这项工作的认识。

罗伯特

休息室很宽敞，里面有柔软的地毯和舒适的椅子。阳光穿过法式窗户照射进来，在外面是照料得很好的一块地，种着一些草啊、树啊什么的。虽然一台大电视正放着响亮的音乐，但是房间还是显得很空旷，近一点就可以看见罗伯特瘦小的身影了，他在地板上蜷曲着，胳膊把头掩盖着，很明显他睡得很香。

海伦在国民健康服务住院部为20多个患有严重多重障碍的成年人开展音乐疗法治疗，今天是第一天。单位的主任鲁斯正带着海伦四处看看，告诉她大部分住院者都去了日间医院中心，但是包括罗伯特在内的少数人没有去，而他们将接受海伦的音乐疗法治疗。

罗伯特每天无事可做，大部分时间都在有电视机的那间休息室里打盹，鲁斯非常想让他来参加音乐疗法治疗，因为很明显他对音乐有反应，并且会跟着著名的曲调唱歌。

当海伦第一次叫他到走廊边的游戏室参加音乐疗法时，他非常不情愿离开他那舒适的小窝，需要鲁斯给予他更多的鼓励和支持才能说服他。当海伦和罗伯特单独待在房间里时，罗伯特坐在椅子上，盘着腿，面无表情。海伦介绍了自己，又给他介绍了乐器，有钢琴、鼓、钹、铃鼓、铃铛，告诉他这些都可以用来演奏。但是他可以不演奏，除非他特别想。安静了一会儿，海伦就开始弹着钢琴，唱着柔美的歌。罗伯特看起来很漠然，仍然呆呆地看着前方。海伦注意到他在轻轻地摇动身体，这使她知道该弹什么节奏的曲子来配合罗伯特的摇动。海伦也发现他的指关节处有很多伤疤和结痂，好像最近受过伤。

几分钟过后，罗伯特从椅子上滑了下来，蜷着身子，在地上睡着了。海伦继续唱了一会儿，然后静坐着，感到越来越困倦。海伦觉得自己不能用响亮的、活泼的音乐吵醒他，而是安静地陪在他身边，感受他生理和心理的状态。就这样过了半个小时，海伦有时候还是在唱歌，轻轻地弹奏音乐，罗伯特也没啥反应。好像她的音乐已经代替了那个大电视里的音乐，为罗伯特半睡半醒的白日梦营造了氛围。

第二次治疗是在一个星期后，海伦再一次叫醒了罗伯特，搀扶他到走廊那边的治疗室里。一进房间，他就用力推倒了鼓和钹，然后又把铃鼓扔到一边，这让海伦非常惊讶。然后他坐在椅子上，再一次表现出对海伦的音乐没有任何反应。海伦再一次用音乐回应他的动作：轻弹手指，轻敲膝盖。但是在这次治疗结束海伦开始即兴创作一首抒情告别曲时，罗伯特跟着旋律用假声哼唱。他表现出两个截然不同的自己，一个是消极、内向、有着优美的嗓音的自己，一个是活泼、好斗、容易发火的自己。

罗伯特三十岁出头。他丧失了语言功能，同时患有畸形小头症、癫痫、视力低下等疾病，而且走路的时候也需要别人的帮助。当罗伯特出生的时候，大脑严重受损，两岁的时候，妈妈因为长期的抑郁症自杀了。于是，罗伯特两岁的时候就住进了儿童医院，十八九岁时住进了现在的地方，现在还可能要搬到小点儿的有护理的地方。虽然他总是显得没精神，不会惹麻烦，但有时候会咬自己的手指，吮吸自己的血，有时候会有破坏性行为，比如用手砸门砸窗户等。有时候还会弄翻轮椅，弄坏手推车。因为这些，日间护理中心不敢接受他。没有人知道为什么他会这样，但是主任告诉他这不会影响音乐疗法治疗，因为他"喜欢音乐"。

最后的一句评价反映了人们对患有学习障碍的成年人进行音乐疗法治疗的错误认识。护理员或者专家认为音乐疗法是一项娱乐活动，是一种快乐的消磨时间的方式，或者是一种能够唤醒人们善性并阻碍人们的挑衅行为的方法。"他喜欢音乐"就是常见的接受音乐疗法的原因，这反映出那些娱乐活动受限的人想提高生活质量的愿望。安斯德尔（Ansdell）写道：

> 大部分音乐治疗师都会因为被视为娱乐工作者而感到羞辱。就像心理治疗师会被问道：来访者有心理问题的时候，与心理治疗师谈心是不是比向朋友倾诉好一些呢？这并不是说娱乐性不是音乐疗法的特征，因为与他人一起演奏是非常快乐的事情。无论音乐疗法给人感觉如何，它都是在稳定的、安全的、可靠的治疗关系中进行的，就像心理治疗师口头交流一样。音乐是一项纯粹的、简单的娱乐活动，有着巨大的震撼力。在某种治疗背景下，它也是一种强大的催化剂。（1995：35）

这一催化剂要求我们去接受情感的表达，比如悲伤，失落，沮丧，愤怒和压抑（这些感情罗伯特都有），然后还要承认有严重障碍的人也有自己的内心世界。二十世纪七八十年代，伦敦泰威史塔克诊所的研究员提出了上述观点。他们建立研究室的目的就是向所谓"心理障碍患者"开展心理疗法治疗

（Sinason, 1992：40）。这直接向原来认为来访者只有具有语言技能才能进行心理疗法的观点发出了挑战，同时，这也证明了"认知智力"和"情绪智力"是有区别的（Stokes and Sinason, 1992：51）。同样我们可以看出，音乐治疗师针对的是来访者的先天音乐情绪智力，而不依赖患者的音乐知识或者技巧。

罗伯特的治疗还在继续，海伦渐渐发现他在走廊里走路时更加稳健，更有目标性了。在治疗的 45 分钟里，他有时候坐在椅子上，有时候躺在地上打瞌睡，但是他唱歌的时间却在不断增加。但如果海伦在他面前放一种乐器，他会毫不犹豫地把它推倒或者扔在一旁。

在治疗的第九周，当罗伯特快要到治疗室的时候，嘴里会哼着一些曲子片段。海伦就唱着他的名字来作为回应，他们进入房间后还在进行着这种"对话"。罗伯特首次没有"参与"或者"伴唱"，他用一种交流的互动的"对话"方式来创作和分享曲子。罗伯特在高音和节奏方面表现得非常好，他在曲调的五度位置时一直保持男高音，后面又创作了华美而又热情的高于海伦主调的旋律。他没有歌词，只是嘴里一直重复着妈—妈，爸—爸，哒—哒—哒。事后回放这个片段，治疗时发现他的声音就好像一个婴儿和父母说话时温柔的话语。

三个月过后，在对罗伯特进行评估时，我们明显发现他开始相信这个治疗环境和与治疗师之间建立的关系了，虽然他还是拒绝演奏。海伦现在的目标就是让他完全投入到音乐中来，这样他所有愤怒和沮丧的情绪都可以通过音乐表达出来，而不是通过破坏性和自残性的手段。罗伯特的歌唱显得越来越有自信了，也越来越具有互动性，他开始既用低音唱，又用假声唱。海伦用敲鼓代替了弹钢琴，罗伯特没有把鼓推开，说明他接受了。接着海伦发现了一种方式可以帮助罗伯特的演奏，先是根据歌曲节奏来击鼓，然后停止唱歌和击鼓，把手举在鼓的上面。这个时候，罗伯特非常想要音乐继续，于是他抓紧海伦的手腕，并把她的手当作鼓槌用力地击打鼓。他第一次非常用力，以至于海伦的手穿破了鼓面。几个星期过后，海伦用了同样的方法，罗伯特已经可以紧张到用鼓槌（握在海伦的手里）击鼓了，最后他可以自己握着鼓槌击鼓了。音乐变得充满了动力，他们之间的交流也有了一些幽默感，罗伯特一边击鼓一边会轻笑和大叫。他有时候仍然会把乐器打翻在地，或者是去睡觉，但是很明显的是音乐使他更加有活力了。安斯德尔把这个现象称为"激励"，意思是"音乐疗法不仅是给予来访者以物理刺激，还同时以某种方式向来访者的身体和精神传递着活力"（1995：81）。

罗伯特虽然只进行了 10 个月的治疗（直到他待的医院关门），但是已经取得了不可思议的成果。以前他不想和别人交流，总是一个人独处，不关心周围的事物，整天打瞌睡。他在作为婴儿的角色时最幸福，因为可以安全地蜷曲着身子，还有人唱摇篮曲给他听。我们一旦知道他在两岁时失去母亲和家庭的背景，就可以理解为什么他已经习惯了一个被保护的世界，因此一旦离开了那个地方，他就会生气和害怕。但是当他对音乐疗法信任了以后就会勇敢地发现自己成熟的那一面——开始抗拒（扔东西推东西），后来在用力唱歌和演奏中发现了自己成熟的嗓音。护理人员同时也发现了一些变化，比如他变得越来越警觉，选择能力越来越强。

罗伯特一开始从长期居住的医院搬到了小一点的小区之家，最后又搬到了政府重新安置的社区，这都反映了20世纪后期英国政策的变化。我们在第五章里提到，1970年的教育法案说明对残障儿童的态度有了新的变化。而在1971年，政府发布白皮书《为心理障碍患者更好地服务》，旨在为成年人的生活也带来某些相似的改变。白皮书的主要目的就是减少长期住院者的数量，加强社区服务功能。30年之后，新的白皮书《重视平民：21世纪为学习困难人群指定的新策略》在回顾已经完成的目标的同时，制订出了以后的计划（DOH，英国卫生部，2001）。根据统计数据可以看出，1969年，约有58 850位来访者住在国民保健医院里和社区里，4 900位来访者住在"居民护理之家"。2000年，这些数字有了很大变化，一共有 10 000 位来访者仍然住院，53 400 位来访者在"居民护理之家"。20 世纪 60 到 80 年代的这些变化对在大型机构工作的音乐治疗师造成了很大的影响。因为居民不再需要已经发展成熟的音乐疗法机构，所以治疗师就流入音乐疗法的其他领域里面，或者被分配到了社区。那些依然住在医院里面的来访者要么年龄很大，要么有着其他复杂的需求。

第二个案例发生在日间护理中心，这家中心是由某个城镇的社会服务部门经营管理。这家中心请兼职音乐治疗师海伦每周来工作一次。该中心有 14 个年轻人，在这里他们都被称为"学生"，他们患有严重的学习障碍，以前在镇里上学，现在在这里接受继续教育和社会技能培训。大部分学生都不能说话，其中几个还有破坏性行为，除了一个其余都居住在社会服务组织提供的住房里。要是在 30 年前，他们都将住在医院里，远离原来的住处。社区护理政策使他们可以待在从小长大的地方，同时也会根据孩子从小到大的不同阶段改变服务策略。在日间护理中心，孩子们可以进行各种活动，自我护理，做饭，玩游戏，玩艺术，在花园里玩，跳舞，做香味疗法按摩等，还可以去酒吧、公园、电影院、游泳池，或者咖啡厅。在夏天的时候，会有假期和特别外出活动，冬天会有很多的圣诞聚会。在这个团体里，有些人擅长交际，喜欢护理中心这样的环境，可另外一些人却明显觉得这是一个较为压抑的地方。有个同学一直不停地来回走动，不参加小组活动，而另外一个人怕别人靠近他，一旦靠近，他便会恼火，尖叫，攻击别人。但是最令护理人员担心的是露易丝，因为她有明显的抑郁症。所以一旦海伦有空，就会马上给露易斯进行音乐疗法治疗。

露易丝

露易丝是一位 24 岁的年轻人，她患有癫痫症，有严重的学习障碍。她小时候是和父母在一起的，在一所特殊学校里上学，但是后来母亲得了病，父亲就没办法好好照顾她了。8 岁时，母亲去世，露易丝就进入了一所寄宿学校里学习。到了离校的时候，她就搬到了一个社区，并受到日间护理中心的照料。她仍然与父亲保持联系，但是随着时间推移，联系就变得越来越少了。护理人员说每次她的父亲来看她时，她都非常激动，但是当父亲走后，她变得非常沮丧，会在窗前久久地站着，有时候还会小声地啜泣。同样，当她熟悉的护理人员辞职离开社区或者护理中心（他们经常这样）时，她也会伤心，她会站在窗前，等待他们回来。

露易丝在护理中心感觉到特别孤独，总是一个人坐着，如果有人靠近她，她就会立刻走开。有时候她也会慵懒而又缓慢地四处走走。她会在护理人员的指导和鼓动下参加活动，但是她需要一对一的鼓励和支持。有点比较例外，那就是吃东西，她经常在冰箱里找东西吃。露易丝不怎么说话，只会嘴里重复着发出某种声音。她坐在扶手椅子上，双腿交叉，手臂合抱，双手插进腋窝，然后不断地重复一个降调短语。由于她的声区比较低，从中央C音降五度到低音F，好像是从喉咙深处发出来的声音。她没有用这种声音来交流，相反，这使她与他人距离更远了。

珍妮特·格拉汉姆（Janet Graham）专门研究来访者的非言语交流，她描述了"咕哝声、嘴巴滴答声、鼻息声、重复的喊叫声"，她写道：

> 发出这些声音已经成为来访者了习惯，现在是成了来访者拒绝和别人交流的手段。有时也会发生婴儿一样的咿呀声和哼唱的旋律，这些也成为来访者的一种习惯。他们开始也许是想去交流的，可在几次没人搭理之后，就养成了这种自我安慰的习惯，最后阻碍了社交。（2000：3）

这就是治疗师海伦理解露易丝声音的方法。海伦在护理中心对露易丝进行了仔细的观察和倾听，非常期待对她进行治疗，似乎已经知道了使用什么样的音乐。

音乐疗法室非常小，背对着休息室的门开着。一般来说，大部分的活动都在休息室开展。音乐疗法室内设施简单，只有一架钢琴，几把椅子，还有一些乐器。露易丝被动地跟着海伦来到了治疗室，但是她看了一眼之后，就走了出去，站在窗前，背对着海伦，嘴里大声地发出一些声音。海伦想劝服她回到治疗室，可是她坚决抵制。第二周也是这样，路易斯也是立刻离开了治疗室，很明显不想待在教室里。她又一次大声地发出某些声音，这一次是明显的降调，但是海伦来不及回应，因为休息室里还有其他的来访者和护理人员。海伦发现露易丝喜欢在护理中心自由地走动，她意识到露易丝不喜欢和陌生人待在一个房间里，那样会让她觉得有威胁，她接受不了。连续三周都是这样糟糕的情形。后来问题解决了，因为海伦把治疗时间调到了休息室空闲的时候。这样一来，露易丝可以自由出入治疗室，既不会被别人打扰，同时也不会打扰到别人。

第四次治疗开始时，露易丝被带到了治疗室，然后就开始大声发出一些声音。海伦开始回应她，用同一个调子唱"你好，露易丝"。露易丝拿起鼓上的鼓槌开始缓慢而又沉重地敲打大鼓。露易丝没有把鼓槌抓紧，每次敲打的声音都不是那么稳重，而且每次鼓槌都会回弹。海伦想用琴声给她伴奏，可是她立刻就把鼓槌扔在一旁，似乎她一旦受到了打扰，就不能握住鼓槌似的。露易丝后来就跑到了休息室，但是海伦并没有跟着她，仍然在即兴演奏，来配合露易丝拖拖拉拉的脚步声和她当时那忧郁、低沉的歌声。海伦猜想露易丝感觉到了压力，或者是自己的回应深深地触动了她。很明显露易丝想逃离这些情感，所以她一直不肯离开休息室。

在下次治疗前，海伦把大鼓移到了休息室，并放了一把扶椅在旁边，这样休息室就成为治疗室的一部分了。这样一来，露易丝就安心了，可是她的演奏很简短，而且只用自己熟悉的方式。她不想和海伦有眼神交流，在休息室的时候她一般会背对着海伦或者让海伦看不见自己，歌声和鼓声成了她们唯一的联系了。露易丝的回应不可预测，有时候会中断，而且开始和结束都很突然。可是露易丝从海伦的歌声和琴声中得到了回应。例如，露易丝的发声不是一直不变的，要是海伦弹更高一点的调，露易丝的声音也会跟着变化。这说明尽管露易丝不能忍受和陌生人待在狭小空间里，但是她依然深受音乐交流的影响。

随着露易丝适应了治疗的时间安排，她更加相信海伦是可靠的人，于是她也更加愿意参加治疗。露易丝现在可以把扶椅和鼓搬回到治疗室，关上门，在一个安静的、秘密的环境之中进行治疗。海伦现在才知道，几年以来露易丝可能一直在尝试用声音和别人沟通，但是从来没有得到回应。海伦用音乐回应，想告诉露易丝，她听到了露易丝的声音，也体会到了露易丝心情的沉重和低落。但是后来海伦发现自己太投入了，以至于她们演奏的音乐更加沉重，令人沮丧万分。

有一种观点认为，海伦和露易丝之间产生了所谓的"反移情"。海伦不但听到了露易丝歌声中的音乐特性，比如曲调、旋律、结构、节奏，还意识到了自己给露易丝的回应，这使她"更加理解来访者的感受"（Steeter, 1999：15）。这种内心的倾听使海伦在合适的时候改变音乐曲目或者进行干预。

在第九次治疗时，改变来了。路易斯在重复地唱歌，海伦也跟着她来回演奏同样的音乐。忽然海伦停下演奏和歌唱，坐下来一边倾听一边仔细地想她该做什么。这个时候，她想起了勃拉姆斯的摇篮曲。很快，她就开始演弹奏这个曲子，并哼着调子。海伦选择了 F 调（靠着直觉选择的），随着旋律慢慢地出来，露易丝的歌声和摇篮曲的调子完全符合。不仅旋律一致，而且露易丝的歌声完美地展现了歌曲的内容和节奏。海伦感觉到露易丝可能早已经对这首歌曲很熟悉了，而且这首歌曲对她意义重大。这次治疗成为了治疗师与孤独的露易丝沟通的关键转折点，而这首摇篮曲就成了以后治疗的重要一部分。

海伦在那个时候选择那首音乐仅仅是巧合吗？这首歌到底有什么特别的地方，使露易丝有如此重大的反应呢？摇篮曲一般来说都是和母子关系紧密相连的，摇篮曲传达着爱，是母亲哄孩子的曲子。海伦觉得没有母亲，父亲又离开了的露易丝像个缺爱的孩子。不过在露易丝小的时候也有过父母的呵护，这给她带来了一些力量。她不停地走动、向窗外看、喊叫等，都是想找回那种早年的感觉。海伦不想成为她的"母亲",她想借助于通过音乐建立的联系(Winnicott, 1990:45-46),让露易丝早年的那些记忆活跃起来。

露易丝对这首音乐有着特殊的反应,但是这并不代表治疗的结束,而是新的治疗的开始。这首摇篮曲成为了她和海伦之间情感和音乐交流的工具,可以帮助露易丝抒发对过去遭遇的悲伤和对现在的忧郁情绪。格雷厄姆(Graham)描述了那些不能说话、长期待在医院里的来访者的悲伤声音:

> 护理人员可能对这些声音已经习惯了,可是我觉得这些声音是表达着一定的情感的。来访者可能是对一个没有意义的世界表达出愤怒和绝望,因为这个世界已经没有人倾听他们了,可能是用哭声表达对那些失去的悲伤:失去正常智力,失去有独立能力的身体,失去私人空间和个性,失去家庭及家庭生活,失去个人财产,失去友谊,失去自己喜欢的护理人员。

露易丝和罗伯特的身体和智力上的缺陷在出生前就有了,而它们所带来的情感损失却要伴随他们的一生。第三个案例是关于一个音乐家。这个音乐家某天突然严重头痛,然后脑溢血,最后瘫痪并丧失了视力,从此生活发生了巨大的改变。

音乐疗法对神经康复的疗效现在备受关注,包括脑部外伤和中风患者（Purdie，1997：45-50），还包括像亨廷顿舞蹈症等慢性神经衰退疾病的患者（Davis & Magee，2001：51-60）。普尔第（Purdie）对中风致残的来访者进行了研究，结果显示如果接受音乐疗法治疗，那么患者的"沟通能力会有所提高，抑郁和焦虑等症状也会有所好转，同时做事更有动力，情绪更加稳定，社交能力和合作能力也会增强（1997：49）。"普尔第还发现了即使脑部外伤也不会丝毫影响人的音乐能力。但是她警告说，这也不一定会使音乐疗法变得更加容易。

来访者在患病前可能有很多的音乐体验，这都可能帮助或者阻碍他们的治疗过程，具体要根据他们的病情以及心理调整的情况。出色的音乐能力也可能会导致情绪沮丧，从而再一次打击来访者。另一方面，如果小心地利用这种音乐能力，它也可以帮助我们去再次发现来访者曾经拥有的一种未受影响、保存良好的能力。（1997：46）

马 丁

马丁35岁，是一位健康而又活泼的音乐教师，直到有一次脑溢血使他昏迷，生活就彻底改变了。当他慢慢恢复意识后，又在医院的神经康复科治疗了一年，后来回到家里，由父母和一位全职护理工照顾。由于中风，马丁双目失明，短期记忆丧失，坐上了轮椅，身体的左半边行动严重受限。马丁在医院里一直说自己想弹琴，因此治疗师把他转介过来时，希望音乐疗法可以给马丁带来创造性的宣泄和心理支持。

理查德是马丁的音乐治疗师。在治疗开始的时候，马丁表面看起来非常开心、乐观，对于完全康复充满了自信。他经常说"因为我左手不便，现在不能演奏巴赫和贝多芬的曲子，但是至少我可以唱歌让大家开心振作起来"。他接着就开始唱"如果开心你就拍拍手"这首歌，还有其他一些流行歌曲，他一边唱一边用右手弹琴伴奏。马丁每首歌曲都要唱好几遍，而治疗师只能耐心地倾听。如果理查德想加入他的演奏，他会立刻制止，好像是想告诉治疗师不如以前的自己，因为曾经他是一位技艺高超的音乐家。过了一会儿，治疗师问他可不可以尝试新的演奏，比如可以用击打乐器来进行即兴演奏。马丁开始想尝试一下，可是不久就放弃了这个想法，说击打乐器的声音太刺耳、难听了。他又开始弹奏钢琴，重复地唱着同样的歌曲。好像是在提醒治疗师自己以前可是很厉害的，并为左手的遭遇感到遗憾。马丁的听觉并没有因为脑部损伤而受到影响，因为他可以跟着调子唱歌，而且还可以弹出自己想要的音符。马丁很明显地表现出自己只想弹奏大调音阶的音乐，不想弹奏那种悲伤的小调或者难听的无调音乐。在唱歌的间隙，马丁一直在说自己有幸福的家庭，因此非常的幸运，否则的话，事情会变得更糟。因为记忆问题，他经常重复说同样的话，也不接受理查德的帮助。

很多来访者（并不局限于神经外伤患者）只想在安全的、不受威胁的环境中进行治疗。泰勒描述了一个叫乔伊的 9 岁小男孩，在唱"老麦当劳有个农场"和马丁所唱的"如果开心你就拍拍手"等歌曲的时候，很不情愿治疗师的加入。她写道：

> 这些快乐的歌声和治疗室内的气氛形成了对比，显得这些快乐非常虚无……而治疗师需要付出不少努力，其中之一就是要帮助乔伊找到自己真实的声音……
>
> 我会根据观察到的乔伊的内心状态用音乐回应，想帮他容忍而不是忘记那些不安、悲伤的情绪，对于他称为"美好、快乐、高兴"的音乐，不能一味地赞同。（1998：64-65）

随着治疗过程中信任的建立，马丁开始更加公开坦诚地谈及自己的境遇，承认自己时常感到沮丧、压抑，并且有自杀的想法。但是因为妈妈一直在照顾自己，所以他必须一直戴着"坚强的面具"。当他意识到在音乐疗法里，他可以表达悲伤和失落感，而不必一直"积极向上"，他就不再重复唱那些快乐的歌曲了。他现在开始表达自己的境遇，有时会说得很久，而且会失声痛哭。现在他不弹钢琴了，也不让治疗师弹，因为他觉得钢琴的声音让人烦恼。他也拒绝使用其他乐器，说那些乐器"不是音乐""听起来太痛苦了"。有好几周，治疗过程中根本就没有使用音乐，都是马丁一直在诉说自己目前的境遇和自己所失去的东西，并表现出绝望的情绪。马丁不再一直唱着重复的歌曲了，他一直在诉说自己的心声，他需要的是治疗师的倾听，而不是他的参与。马丁把自己说成是"手推车里一堆恶心的垃圾"，希望结束自己的生命。理查德感到非常沮丧，无能为力，不能用音乐帮助马丁发泄痛苦，也不能改变这种情形。马丁并不对这些遭遇感到愤怒，他说发生这些肯定是有某种更深层次的意义。当理查德试图挑战这些观点时，马丁激烈地驳斥了他的观点，这使理查德觉得自己非常迟钝和鲁莽。

马丁有时候会忘记理查德的名字，或以为他是自己的司机。理查德指导时，努力设身处地地感受马丁的想法——那种觉得自己没用、愚笨的感觉。这种心理疗法被称为"投射"。但是，在这段时期，马丁左半边身体的知觉有所恢复，他可以从膝盖处抬起手，然后叫理查德看。理查德说他可以想象得到，当马丁的左手可以放到键盘上的时候，会弹出非常优美的音乐。一开始，马丁被自己随意弹奏出的刺耳声音吓到了，并喊叫着"像垃圾一样，真难听，让人恶心"，于是他又开始用右手弹奏自己熟悉的曲子。但是马丁自己也意识到刚刚糟糕的表现是由于身体损伤造成的，是真实而又自然的表达，而他也正在努力和这部分身体达成妥协。马丁和理查德现在可以谈论这两个不同的音乐之声，并称它们为"美女与野兽"。马丁后来开始重视左手弹出的音乐，虽然这些音乐具有探索性，而且不受控制。现在他也愿意冒险让理查德和他一起即兴创作。与此同时，他说话也从"此时此地"的现在状况转向家庭问题，而家庭问题在他患病之前就存在，现在仍然对他造成压力。

现在的马丁不再把他的过去变得理想化，不再想要完全康复，现在他只想面对生活中的困难，并对自己的未来有了新的认识。

乔伊斯

最后一个案例讲述的是一个老年妇女乔伊斯的治疗情况。乔伊斯患有老年痴呆症，几乎不能说话。她住在一家精神健康中心的持续监护病房里，治疗师蕾切尔陪她度过了生命的最后一年。

在英国老年人接受护理的许多医院和住处里，有电视机和收音机的声音。对于一个局外人来说，这些声音听起来有侵犯性，与任何事情都不相关，而且会给亲戚、朋友、父母的交流带来困难。值得注意的是，在这里，与病人的交流十分困难，病人对他人的依赖非常强，但却只是让这里的电子设备一直发出声响。为什么会这样？

　　和老年痴呆症患者住在一起的或者照顾过他们的人都知道，在患者最后的时光里，他们仍然会对音乐有所反应。尽管这种现象在研究文献里被广泛记载，但是什么原因到现在还不是很清楚。布罗东（Brotons）有两点推测：第一，音乐的美感能够激发大脑里的封闭结构，能够让患者在特定的时间里和外部进行交流（Brotons，2000：62）。第二，在音乐疗法的干预之下，负责激发来访者反应的治疗师和来访者建立了人际关爱的关系（2000：62）。医院里有声音或者音乐的原因可能有很多，但是打开电视或者收音机在本质上都会考虑到来访者是否喜欢，是否会积极回应。电视里的声音，无论是不是音乐，它的作用都不止是提供信息和娱乐那么简单，还伴随着来访者的苏醒、洗澡、吃饭、睡觉等其他生活琐事。电视或者收音机里的声音提醒着人们时间的流逝，使人们与外部世界保持联系，让人们不会因为照顾来访者和亲属而产生焦虑感。

　　医院的护理人员对来访者之前的生活一无所知，却知道来访者对音乐的反应及音乐方面的爱好，这并不奇怪。因为护理人员经常找一些生动的音乐放给老年痴呆症患者听，或者介绍来访者去参加音乐疗法治疗。在乔伊斯这个案例中，大家都知道她对音乐有强烈的依赖，音乐是她生活的意义。可以通过她和丈夫的谈话，收集到她患病之前的情况。

　　乔伊斯已经在持续监护病房住了将近两年了，这个时候她的丈夫亨利写信给住房部主任，看能不能让乔伊斯参加音乐疗法治疗。乔伊斯曾经参加过音乐疗法，而且一个音乐疗法学生看到过她一个人待着的时候。乔伊斯现在已经到了老年痴呆症的晚期，她已经沉浸在了自己的世界里，变得非常的孤立，这让亨利担心她不能接受到充分的音乐刺激。

　　乔伊斯一辈子都很喜欢音乐。第二次世界大战的时候，年轻的乔伊斯曾经为军队表演过。后来，她在伦敦的一个学院受训成为一名歌手兼舞者。她一生大部分的工作时间都是在伦敦西区的演出中唱歌。

　　亨利住在医院附近，大部分的日子里都会按时去看望她。她给乔伊斯带来了一台立体声收音机，还把过去收集的录音磁带放给她听。亨利向蕾切尔诉说了他对妻子的关爱，希望他的妻子可以有机会感受音乐。蕾切尔开始给乔伊斯进行音乐疗法治疗，每周一次。一开始，她可以慢慢地走路，从卧室走到旁边的一个房间，但是她对每周的治疗却记不太清楚。大概是因为她不知道这些是什么乐器，她对蕾切尔给她的简单的击打乐器不感兴趣。但她却从喉咙深处发出了"邀请"的声音，而且音调一会儿高一会儿低。她忽然对蕾切尔的乐器产生了兴趣，可是很快我们就发现她对蕾切尔的歌声最有回应。蕾切尔开始唱歌，歌声很自然地被她注意

到了。乔伊斯不是点头微笑，就是加入进来，自由演唱。蕾切尔
也配合着乔伊斯，跟着她的音调即兴演唱，有时候还会用吉他弹
奏出两个简单的和弦来提供一些音乐结构。

尽管乔伊斯记不住每周的治疗，但是蕾切尔感觉他们之间
已经建立了某种亲密感。乔伊斯是记得蕾切尔的，她已经意识
到了这一点，很明显她们在音乐方面有着共同之处。乔伊斯有
时候会睡着，或者在治疗过程之中没有反应，这让蕾切尔有时
候有放弃的念头。蕾切尔与亨利见了一次面，亨利对蕾切尔的
治疗报告持着积极态度，并提出了一些建议。蕾切尔建议亨利
也加入进来，这样会对治疗更加有利。于是他们三个人一起参
加了 10 个月的音乐疗法治疗，一直到乔伊斯去世。

亨利和她们一起唱他和乔伊斯年轻时候唱过的歌，大部分
是英美歌曲，他还给乔伊斯准备了写好的歌词，以便蕾切尔可
以好好地歌唱。有时候，亨利会拿来乔伊斯收集的活页乐谱。
又过了几个月，亨利开始带来其他一些个人的物品，比如乔伊
斯以前在演出前准备的歌曲手稿。他谈到他们以前的生活，去
美国旅游，观看著名作曲家和指挥家的首次公开演出。他也谈
到了乔伊斯一开始是怎么生病的，他这么熟悉的一个人怎么就
这样永远地变了。乔伊斯听到这些有时会认真对待，有时不会
认真对待。治疗持续了一个小时，这使蕾切尔非常惊讶，因为
平时她肯定会觉得时间太长了。

有时候乔伊斯会睡着，这一开始让亨利很担心，但是蕾切

尔并不因为乔伊斯没反应而感觉到浪费时间，这让亨利感到欣慰。有时候乔伊斯也会说些短语之类的，比如"好可爱，好可爱，亲爱的"。但是通常嘴里发出的却是磨牙声。尽管如此，乔伊斯还是"无声地"参与，蕾切尔让亨利给她唱歌，她有时候会有困惑的微笑，有时候会用自己的声音加入歌唱。蕾切尔有时候会使用吉他伴奏，即兴创作来回应乔伊斯，她有时候唱亨利带来的歌曲，有时候即兴创作。他们渐渐地有了很多可用的资源，包括别人的歌曲，也包括自己即兴创作的歌曲。乔伊斯的反应并没有多大改变，除了最后两周她在治疗过程中一直睡觉以外。几个月以来，治疗室里的气氛慢慢发生了变化，乔伊斯越来越多地缺席治疗，可是蕾切尔和亨利却在治疗性三重唱中变得更加的轻松。在最后的一次治疗中，乔伊斯根本就不知道身边发生了什么，但是蕾切尔和亨利还是一会儿即兴创作，一会儿唱他们资源池里面的歌曲，依然会给她反应的时间。在某个时候，她会突然醒来，接着大声唱几句，然后接着睡着了。一周之后，亨利给蕾切尔打电话，告诉她妻子的死讯，并说病房里的每个人都很好。几周过后他们又见了面，道别并结束了工作。蕾切尔回想到，在音乐疗法治疗的这段岁月里，这对夫妻有了一个特殊的机会，可以在一起度过这些快乐的时光，并且回忆他们一起生活、一起创作音乐和倾听音乐的时光。蕾切尔为能够加入这个过程而感到荣幸。

第九章 / 音乐疗法资源与信息

　　橡树治疗中心隶属于一个大型城市医院。该中心的病人大多年老体弱，由于年老人受到不同病痛的折磨，例如：老年痴呆症和帕金森综合征等。该中心特别设有中风康复护理中心，病人能够以住院病人的身份接受6~8周的治疗。治疗期间，病人们会接受由医生、护士、临床治疗师、心理社会学家、语言治疗家和精神治疗师等多领域专家实施的康复训练。该中心的另一大组成部分是小型日托中心，能够让病人出院后每日进行长期的治疗。该中心也有五间长期看护病房，病人如果十分虚弱，无法在家中或老年中心居住，都可以在这里接受照顾直到终老。橡树治疗中心的院长曾在电视上见过一个音乐疗法的项目，由此想了解是否能雇佣一个音乐治疗师为长期脾气古怪、孤僻忧郁的病人带来好处。一天，她留意到一队青年音乐家开始音乐即兴演奏时，病房气氛发生了变化。在与多领域专家治疗小组交谈之后，很多人都同意她的观点。语言治疗家认为音乐治疗师也许能够帮助中风康复护理中心的病人，因为她观察到无法通过语言表达感情的病人却可以轻松地哼一些简单的歌词。心理社会学家认为和音乐治疗师共事，促进病人的康复是一个不错的想法，大家经过长时间的合作都有些倦怠了。医药咨询师和精神治疗师也承认让新近遭受中风的病人谈论他们的经历是非常困难的，有些甚至表现出愤怒或者无助。他们建议个人音乐疗法可以作为辅助治疗方式，帮助治疗师发现病人内在的冲突。临床治疗师有一些音乐技能，又谈到了长期看护病房中病人的需求。她有时也为病人组织唱歌小组，在护士的帮助下将病人组织起来。她说自己注意到有的病人特别不合群，就待在角落里打发时间，而音乐治疗师也许可以重建交流方式。她想知道音乐治疗师是否有能力面对团队病人和他们的亲属，亲属们常常来探望但总是不自在。特别是当他们的父母、伴侣或者朋友经受了重度创伤，无法与之交流的时候，这种感觉更强烈。

院长对自己的建议能够收到积极的回应感到很高兴，但依旧怀有以下疑问：

- 她如何可以更了解音乐疗法？
- 治疗中心还有很多需求，她如何证明使用经费建立一个新的音乐疗法中心是有益的呢？

这就是音乐疗法未来的走向，依赖于新的服务领域的建立。反过来，新的服务领域建立也依靠人们对拓展工作领域的兴趣。

最后一章我们将回答一些典型的问题，向潜在的音乐疗法学员或雇员或管理者讲述如何能获得有效的信息。

去哪里找音乐疗法相关信息？

本书中提到的英国音乐疗法协会（BSMT）是一个向所有人开放的特别机构，其目的是传播音乐疗法的相关知识。该协会会组织学术会议、论坛，还经营着一个邮购服务部，销售音乐疗法书籍、音频及影像资料。有关英国音乐疗法协会的更多信息可以登录网址 www.bsmt.org，或邮寄到以下地址： BSMT Administrator, 25 Rosslyn Avenue, East Barnet, Herts. EN4 8DH, UK.

谁能在音乐疗法中受益？

音乐疗法的受益人群不会受到年龄、残障、疾病或健康状况的制约。就如同我们在本书之前看到的，来自不同背景的来访者都在以音乐为中心的治疗关系中获益。在第一章中，我们将音乐描述为一种媒介，是交流（例如演奏关系和演奏本身），情感（例如自我表达）和动作的组成部分。只要来访者需要交流、交往和参加活动，音乐疗法就提供了一种可能的媒介。延伸阅读请看：

- Bunt,L. and Hoskyns,S. 2002. *The Handbook of Music Therapy*.London：Brunner Routledge.
- Wigram,T., Nygaard Pedersen, I. and Bonde, L.O.2002. *A Comprehensive Guide to Music Therapy*. London：Jessica Kingsley.

如何知道音乐疗法有效？如何才能测试效用？

如前面章节提到的，研究在音乐疗法专业性发展和地位确认中都是一个重要的因素，对音乐疗法作为一个保健领域分支发展生存是十分重要的。临床案例资料，如本书中列举的案例都是相关的证明。下列书中详细论述了研究的细节：

- 班特（Bunt,1994：109-130）《音乐疗法———一种超越语言的艺术》其中一章"音乐疗法与儿童健康———一项调查研究"（"Music Therapy：An Art Beyond Words" *Music Therapy and Child Health*———A *Survey of Research*）提供了班特（Bunt）1978—1981年在伦敦针对儿童项目的记录。在该书中，班特描述了自己如何能够"让音乐疗法影响儿童的多种多样的行为"（1994：128）。

- 希尔和威格拉姆（编著）（Heal and Wigram,1993）《卫生保健和教育中的音乐疗法》（*Music Therapy in Health and Education*）。该书的第二部分描述了 20 世纪 90 年代欧洲、澳大利亚和美国进行的个人研究项目。该书呈现了研究的概括，并由托尼·威格拉姆（Tony Wigram）做了文献分析，威格拉姆本人也在 20 世纪 70—90 年代投身于音乐疗法研究，特别是关于美国和英国的研究。章节中囊括的工作既包括成人也包括儿童。

20 世纪 90 年代初还有两部作品也论述了研究的整体性，呈现了所有四种艺术疗法分支的工作：

- 《艺术和音乐疗法研究》（*Art and Music Therapy and Research*），由吉尔罗伊（Gilroy,A）和李（Lee, C）编著。该书囊括了对成年罪犯（Hoskyns, 1995），患有严重学习障碍的成年人（Oldfield, Adames, 1995）, 脑瘫儿童（Van Colle,Williams, 1995）的研究。帕夫利切维奇在其撰写的一章研究了音乐疗法中音乐和情感的相互作用。李在另一章详细分析了临床即兴演奏，考察了音乐疗法过程和结果之间的因果关系。李的患者都是艾滋病患者或艾滋病病毒携带者。萨顿（Sutton, 1995）研究了有语言障碍的儿童接受音乐疗法的过程。

- 《艺术疗法探究》（*Handbook of Inquiry in the Arts*

Therapies）（Payne，1993）一书中包括了一份艺术治疗研究目录，记录了当时已经完成或正在进行的艺术疗法研究。该书完整呈现了四大艺术疗法分支：艺术、音乐、戏剧和舞蹈。音乐疗法相关章节中收录了威格拉姆的研究——"在缓解学习障碍患者焦虑和挑衅行为中，音乐与低频声音的作用"。拉维尼（Levinge，1993）运用温妮科特的理论研究了儿童音乐疗法，并记录下项目中的自身经历。罗杰斯（Rogers，1993）则针对遭受性虐待的患者展开了研究。

奥尔德里奇（Aldridge，2000）编辑的书中收录了20世纪90年代以来针对老年人开展的音乐疗法相关案例的临床资料。布罗顿（Brotons，2000）在其书中针对美国老年人团体音乐疗法进行了综述。文克（Vink，2000）针对待在看护中心情绪烦躁的老年人进行了研究，并证明了音乐的效用。奥尔德里奇还建立了一套关于阿兹海默症标准化测试的评估程序。

诸如此类的案例都能在本书参考文献中罗列的杂志、会议记录及其他音乐疗法相关出版物中看到。

半年刊的《英国音乐疗法杂志》（*The British Journal of Music Therapy*）由英国音乐疗法协会和音乐治疗师专业协会共同出版。其内容涵盖了临床研究，音乐疗法史、论文及研究等方面。世界各地的音乐治疗师争相投稿。订阅该杂志即可成为英国音乐疗法协会会员，订阅网址可在 www.bsmt.org 的相关链接中获取。

20 世纪 90 年代中期刊登的研究文献包括：

- Odell-Miller （1995） 'Why provide music therapy in the community for adults with mental health problems', *British Journal of Music Therapy*, 9（1）：4-10.

- Moss, H. （1999） 'Creating a new Music Therapy Post: An Evidence Based Research Project', *British Journal of Music Therapy*, 13（2）：49-58.

- Bunt, L.,Burns, S. and Turton, P. （2000） 'Variations on a Theme: The Evolution of a Music Therapy Research Programme at the Bristol Cancer Help Centre', *British Journal of Music Therapy*, 14（2）：56-69.

- Stewart, D. （2000） 'The State of the UK music Therapy Profession: Personal Qualities, Working Models, Support Networks and Job Satisfaction', *British Journal of Music Therapy*, 14（1）：13-27.

《音乐疗法杂志》（*The Journal of Music Therapy*）是一份由美国音乐疗法协会（AMTA）出版的杂志。该杂志刊登的文章都呈现出美国的研究传统。另一本由该协会出版的杂志是《观点》（*Perspectives*）。有关这两本杂志的详细信息，请登录美国音乐疗法协会网站：www.music-therapy.org/research.html，或 致 信：American Music Therapy Association, Inc., 8455 Colesvill Road, Suite 1000, Maryland 20910, USA.

针对不同患者展开的音乐疗法临床实践，可以在《研究信息》（*Research News*）2000 年的春季版中，大卫·奥尔德里奇为网站 www.musictherapyworld 收集的资料中查找。该网站还含有一份欧洲研究项目的目录。

《北欧音乐疗法杂志》（*Nordic Journal of Music Therapy*）是一份重要的国际论文和学术研究期刊，其刊登范围涉及相关音乐疗法研究、临床案例、哲学、文化、生物领域。其内容主要为英文，可登录网站 www.hisf.no/nimt 参与在线讨论。

此外，www.voices.no 上还提供可在线免费阅览的国际期刊。该网站创建于挪威，每两周更新一次，提供论文阅览之外还可进行非正式讨论。如果你想研究和音乐疗法相关的音乐心理学，那么可以查看《教育、音乐与心理研究协会杂志》（*Journal of the Society for Education, Music and Psychology Research*），其 网 址 为：www.sagepub.co.uk/journals/

details/j0469.html.

音乐治疗师如何受聘?

音乐疗法是在英国保健专业委员会(Health Professions Council)注册登记的专业行业。只有接受培训,顺利通过认证的专业人士才能成为音乐治疗师,并注册为"艺术治疗师"或"音乐治疗师",或者是 SRAsT(M)。专业音乐治疗师协会能提供职业道德规范和工作标准等信息,还能提供相关建议以及音乐治疗师招聘的相关信息。

如果想要联系专业音乐治疗师协会管理人员,可发送邮件至邮箱 APTM officeaaol.com。

英国音乐治疗师专业协会(The Association of Professional Music Therapists)可以为雇主和公众提供注册音乐治疗师能够提供哪些服务的信息。其网址还提供音乐治疗师注册信息查询服务: www.hpcuk.org。

如何刊登招聘音乐治疗师信息?

音乐治疗师专业协会每月出版一份工作报告(可选择五天内快递送达),为协会注册登记的音乐治疗师提供工作信息。

由于和国家注册相连接，所以音乐治疗师专业协会会员资格只针对接受训练并通过认证的音乐治疗师。

我并不想成为音乐治疗师，但想掌握一门技术以便与特殊需求患者展开工作。

社区音乐协会"音感"（sound sense）在英国设有课程和工作室，提供大量有关音乐创作的机会和相关学费的信息，可浏览网站：www.soundsense.org。

我不确定是否想成为音乐治疗师，我可以先参加一个短期课程吗？

英国音乐疗法协会会定期组织日间工作室，并将详细信息刊登在网站上。在英国，音乐治疗师工作室常常为在当地学院、大学或成人教育中心开设短期课程。但是，必须声明，虽然这些短期课程能够提供一些音乐疗法的内容和一些临床案例与即兴演奏体验，但并不等同于音乐疗法培训。短期课程适用于对正式培训感兴趣的人士，致力于将音乐创作中的人际交流融入自身工作的人士，潜在雇主和对音乐疗法有兴趣的音乐家和学者。更多信息请登录网站：www.bsmt.org。

如何找到音乐疗法培训课程相关信息？

英国音乐疗法协会的官方网站 www.bsmt.org 上可以找到最新的音乐疗法培训课程信息。该网站还提供其他个人培训机构的链接。音乐疗法培训课程会举行开放日，为潜在学院提供到场参观的机会，并会介绍申请及面试的流程，以及学习内容。

注：一些最后的思考

我们以本书的开篇作为结束。开篇中，一群相互不熟悉的人，凭借对音乐的共同兴趣走到一起。然而，这并不是医院中的音乐疗法会面，这仅仅是一个一群人组成的"智囊团"。这正是 21 世纪音乐在社会中扮演的角色。我们通过音乐分享彼此的想法和体验。

经过介绍，很显然，大部分的参与者，包括音乐治疗师海伦在内，都积极地参与到特殊领域的音乐创作和推广中。在座的包括来自音乐教育领域、作曲领域、医疗音乐应用、青年音乐、社区音乐、音乐心理学、音乐演奏及音乐疗法等各个领域的代表。一位男士在这些人之中显得非常特别，他是一名警察局局长。他研究了音乐在预防犯罪方面的应用。他表示，研究证明，如果在超市或其他公众场合播放音乐，那么年轻人街头犯罪率则会下降。该研究鼓励人们进一步针对音乐对犯罪的预防作用展开研究。

某种程度上，这位警察局局长的故事和其他音乐家的故事不同。音乐家的故事讲述的是如何把艺术带给弱势群体，而这位警察独辟蹊径，将音乐应用带回了它本来属于的地方——社会的核心。

柏拉图在《理想国》（Plato, *The Republic*）中将音乐视作促进道德和审美发展的重要方式。所有讨论音乐在社会中产生的作用的人都认同柏拉图的观点："节奏与和声可以深深地印刻进脑海，并有力地掌控大脑。"在音乐疗法中，我们得以通过音乐这一古老而新颖的媒介，来运用这"有力的掌控"。

参考文献

Aigen, K. (1996)*Being in Music—Foundations of Nordoff–Robbins Music Therapy*. St Louis, MO: MMB Music.

Aigen, K. (1999)'Welcome—Scientific Chair' in *Conference Programme, 9th World Congress of Music Therapy, Washington, November 1999*. American Music Therapy Association and World Federation of Music Therapy.

Aldridge, D. (ed.) (2000) *Music Therapy in Dementia Care*. London: Jessica Kingsley.

Aldridge, G. (2000)'Improvisation as an Assessment of Potential in Early Alzheimer's Disease', in D. Aldridge(ed.), *Mztsic Therapy in Dementia Care*. London: Jessica Kingsley. pp. 139-65.

Aldridge, D. and Brandt, G. (1991)'Music Therapy and Alzheimer's Disease', *Journal of British Music Therapy*, 5(2)28-36.

Allen, R.E. (ed.)(1991)*Concise Oxford Dictionary*. Oxford: Oxford University Press.

Alvarez, A. (1992)*Live Company*. London and New York: Routledge.

Alvarez, A. and Reid, S. (1999)*Autism and Personality*. London Routledge.

Alvin, J. (1965) *Music Therapy for the Handicapped Child*. Oxford: Oxford University press.

Alvin, J. (1968)'My Recent Tour Of Japan', *British Society for Music Therapy Bulletin*, 25:11-16.

Alvin, J. (1975) *Music Therapy*. London: Hutchinson.

Alvin, J. (1978) *Music Therapy for the Autistic Child*. Oxford: Oxford

University Press.

Ansdell, G. (1995) *Music for Life*. London: Jessica Kingsley.

Ansdell, G. (1997)'Musical Elaborations, What has the New Musicology to say to Music Therapy?', *British Journal of Music Therapy*, 11 (2) 36-44.

Ansdell, G. (2002) 'Community Music Therapy and the Winds of Change—a Discussion Paper', in C. Kenny and B. Stige(eds) *Con temporary Voices in Music Therapy*. Oslo: Unipubforlag. pp. 109-142.

Association of Professional Music Therapists (1985) *A Handbook of Terms Commonly In Use In Music Therapy*. Cambridge: APMT Publications.

Association of Professional Music Therapists (1990) *A Career in Music Therapy*. Cambridge APMT Publications.

Austin, D. (1998) 'When the Psyche sings: Transference and countertransference in Improvised Singing with Individual Adults', in K.E. Bruscia(ed.), *The Dynamics of Music Psychotherapy*. Gilsum, NH: Barcelona. pp. 315-33.

BBC(1976) Interview with Paul Nordoff in series: *Parents and Children*. London: BBC.

Benenzon, R.O. (1981)*Music Therapy Manual*. Springfield, IL: Charles C. Thomas.

Brahms, J. (c. 1864) *Wiegenlied*. Opus 49, No.4.

Brotons, M. (2000) 'An Overview of the Music Therapy Literature Relating to Elderly people', in D. Aldridge(ed.), *Music Therapy in Dementia Care*. London: Jessica Kingsley., pp. 33-62.

Brown, D. and Peddar J. (1991)*Introduction to Psychotherapy*. London: Routledge.

Brown, S. (1997) 'Supervision in Context: a balancing act', *British Journal of Music Therapy*, 11(1) 4-12.

Brown, S. and Pavlicevic, M. (1996) 'Clinical Improvisation in Creative Music Therapy: musical aesthetic and the interpersonal dimension.' *The Arts in psychotherapy*, 23(5): 397-406.

Bruscia, K. (1987) *Improvisational Models of Music Therapy*. Springfield, IL: Charles C. Thomas.

Bruscia, K. (1998) *Defining Music Therapy*. Gilsum, NH: Barcelona.

Bruscia, K. (ed.) (1998) *The Dynamics of Music Psychotherapy*. Gilsum, NH: Barcelona.

BSMT (1968) 'Pioneers in Music Therapy', *British Society for Music Therapy, Bulletin*, 25:17-19.

BSMT(2000) Information Booklet, British Society for Music Therapy.

Bunt, L. (1994)*Music Therapy: An Art Beyond Words*. London Routledge.

Bunt, L., Burns, S. and Turton, P (2000) 'Variations on a Theme: The Evolution of a Music Therapy Research Programme at the Bristol Cancer Help Centre', *British Journal of Music Therapy*, 14 (2): 56-69.

Cage, J. (1958) 'The Future of Music: Credo', in *Silence, Lectures and Writings by John Cage* (1987). London: Marion Boyars.

Casement, P (1985) *On Learning from the Patient*. London: Routledge.

Committee of Enquiry into the Education of Handicapped Children and Young People (1978) *Special Educational Needs*. (The Warnock Report) London: HMSO.

Darnley-Smith, R. (1989) *Therapeutic Music and Music Therapy in Social Services Day Centre*. Unpublished document.

Darnley-Smith, R. (In Press) 'Psychodynamic Music Therapy in the Care of Older Adults', in S. Evans and J. Garner (eds), *Talking over the Years: A Handbook of Psychoanalytic Psychotherapy with Older People*. London: Routledge.

Davis, G. and Magee, W. (2001) 'Clinical Improvisation within Neurological Disease', *British Journal of Music Therapy*, 15 (2): 51-60.

Department of Health White Paper (2001) *Valuing People: A new Strategy for Learning Disability for the 21st Century*. London: The Department of Health, www.doh.gov.uk.

Dileo, C. (2001) 'Ethical Issues in Supervision', in M. Forinash (ed.),

Music Therapy Supervision. Gilsum, NH: Barcelona. pp. 19-38.

Dobbs, J. (1968) Chairman's Report, Annual General Meeting 1967, *British Society for Music Therapy, Bulletin* 25.

Dobbs, J.PD. (1966) 'A Talk On The Work Of The Society', *British Society for Music Therapy, Bulletin* 21.

Dunbar, N. (2001) 'Groupwork in Creative Music Therapy: An Investigation into How Therapists Structure Musical Activities.' MMT dissertation, City University, London.

Flower, C. (1993) 'Control and Creativity', in M. Heal and T. Wigram (eds) *Music Therapy in Health and Education.* London: Jessica Kingsley. pp. 40-45.

Fry, D. (1962) 'Sound and Psychology', talk given to the Society of Music Therapy and Remedial Music, BSMT Archives.

Gale, C. (2000) *Key Dates in the development of music therapy in Wales.* Unpublished personal communication.

Gilroy, A. and Lee, C. (eds) (1995) *Art and Music Therapy and Research.* London: Routledge.

Goldberg, F. S. (1995) 'The Bonny Method of Guided Imagery and Music', in T. Wigram, B. Saperston and R. West (eds), *The Art and Science of Music Therapy: A Handbook.* Amsterdam: Harwood.

Gouk, P (ed.) (2000) *Musical Healing in Cullural Contexts.* Aldershot: Ashgate.

Graham, J. (2000) 'Habitual Noise or Communication? Vocal Work in Music Therapy with Adults with Severe Learning Disability who make "Antisocial" Sounds'. MMT dissertation, City University, London.

Gray, A. (1994) *An Introduction, to the Therapeutic Frame.* London and New York: Routledge.

Gregory, A.H. (1997) 'The Roles of Music in Society: the ethnomusicological perspective', in D. Hargreaves and A. North (eds), *The Social Psychology of*

Music. Oxford: Oxford University Press. pp. 123-40.

Hadley, S. (2001) 'Exploring Relationships Between Mary Priestley's Life and Work', *Nordic Journal*, 10 (2): 116-31.

Hare, D. (1988) *Paris By Night.* London: Faber and Faber.

Hargreaves, D.J. and North, A.C. (eds) (1997) 'The Social Psychology of Music', in *The Social Psychology of Music.* Oxford: Oxford University Press. pp. 1-21.

Heal, M. (1989) 'The Use of Pre-composed Songs with a Highly Defended Client', *Journal of British Music Therapy*, 3 (1): 10-15.

Heal, M. (1994) 'The Development of Symbolic Function in a Young Woman with Down's Syndrome', in D. Dokter (ed.), Arts *Therapies and Clients with Eating Disorders.* London: Jessica Kingslev, pp. 279-94.

Heal, M., and Wigram, T. (eds) (1993) *Music Therapy in Health and Education.* London: Jessica Kingsley.

Hoad, T.F. (ed.) (1996) *Concise Dictionary of English Etymology.* Oxford: Oxford University Press.

Hooper, J. (2001) 'An Introduction to Vibroacoustic Therapy and an Examination of its Place in Music Therapy Practice', *British Journal of Music Therapy*, 15 (2): 69-77.

Horden, P (ed.) (2000) 'Introduction', in *Music as Medicine.* Aldershot: Ashgate. pp. 1-3.

Hoskyns (1995) 'Observing Offenders: The Use of Simple Rating Scales to Assess Changes in Activity During Group Music Therapy', in A. Gilroy and C. Lee (eds), *Art and Music Therapy and Research.* London: Routledge. pp. 138-51.

Howes, F. (1962) 'Rhythm And Man', talk given to the Society of Music Therapy and Remedial Music, BSMT Archives.

Ibberson, C. (1996) 'A Natural End: One Story about Catherine', *British Journal of Music Therapy*: 10 (1): 24-31.

John, D. (1992) 'Towards Music Psychotherapy', *Journal of British Music*

Therapy, 6 (1): 10-1.

John, D. (1995)'The Therapeutic Relationship in Music Therapy as a Tool in the Treatment of Psychosis', in T. Wigram, B. Saperston and R. West (eds), *The Art and Science of Music Therapy: A Handbook*. Amsterdam: Harwood. pp. 157-66.

Johnson, M. (1966) 'Conference Report', *Society for Music Therapy and Remedial Music Bulletin*, 21: 3-14.

Jung, C.F. (1972) *Four Archetypes—Mother, Rebirth, Spirit, Trickster*. London: Routledge & Kegan Paul.

Kalsched, D. (1996) *The Inner World of Trauma—Archetypal Defenses of the Personal Spirit*. London and New York: Routledge.

Laing, R.D. (1986) *The Divided Self*. Harmondsworth: Pelican. (1st Edition: 1960: Tavistock Publications.)

Lee, C. (1995) 'The Analysis of Therapeutic Improvisatory Music', in A. Gilroy and C. Lee (eds), *Art and Music Therapy and Research*. London: Routledge. pp. 35-50.

Levinge, A. (1993) 'Permission to Play. The Search for the Self Through Music Therapy Research with Children Presenting Communication Difficulties', in H. Payne (ed.), *Handbook of Inquiry in the Arts Therapies*. London: Jessica Kingsley. pp. 218-28.

Levinge, A. (1999) PhD dissertation, University of Birmingham: Birmingham.

Lloyd, G.E.R. (ed.) (1986) *Hippocratic Writings*. Harmondsworth: Penguin.

Loth, H. (2000) 'Historical Perspectives Interview Series: Tony Wigram interviewed by Helen Loth', *British Journal of Music Therapy*, 14 (1): 5-12.

Madsen, C.K., Cotter, V. and Madsen, C.H., Jr. (1968) 'A Behavioral Approach to Music Therapy', *Journal of Music Therapy*, 5 (3): 69-71.

Madsen, C.K. and Madsen, C.H., Jr. (1968) 'Music as a Behavior Modification Technique with a Juvenile Delinquent' *Journal of Music Therapy*, 5 (3): 72-76. Reprinted in J.H. Standley and C.A. Prickett (eds) (1994) *Research in Music Therapy: A Tradition of Excellence. Outstanding Reprints from the Journal of Music Therapy.* Silver Spring, MD: National Association for Music Therapy. pp. 585-90.

Malloch, S. (1999) *Mothers and Infants and Communicative Musicality. Special Issue of Musicae Scientiae*: Rhythm, Musical Narrative and Origins of Human Communication, pp. 29-57. Trevarthen amd Malloch (2000).

Milner, M. (1952) 'Aspects of Symbolism and Comprehension of the Not-self', *International Journal of Psycho-analysis* 33: 181-95. Cited in Gray (1994), p. 5.

Montague, S. (1998) Programme note for Musicircus by John Cage. London: Barbican Centre.

Moss, H. (1999) 'Creating a New Music Therapy Post: An Evidence Based Research Project', *British Journal of Music Therapy*, 13 (2): 49-58.

Nordoff, P. (1976) Interview for BBC television programme *Parents and Children*.

Nordoff, P. and Robbins, C. (1977) *Creative Music Therapy*. New York: John Day. (Out of print. New revised edition forthcoming). Gilsum, NH: Barcelona.

Nordoff, P. and Robbins, C. (1992) *Therapy in Music for Handicapped Children*. (1st edn 1971). London: Gollancz.

Odell-Miller, H. (1991) 'Group Improvisation Therapy: The Experience of One Man with Schizophrenia', in K.E. Bruscia (ed.), *Case Studies in Music Therapy*. Phoenixville, PN: Barcelona.

Odell-Miller, H. (1995) 'Why Provide Music Therapy in the Community for Adults with Mental Health Problems', *British Journal of Music Therapy*, 9 (1): 4-10.

Oldfield, A. and Adams, M. (1995) 'The Effect of Music Therapy on a Group of Adults with Profound Learning Difficulties', in A. Gilroy and C. Lee (eds), *Art and Music Therapy and Research*. London: Routledge. pp. 164-82.

Oldfield, A. and Bunce, L. (2001) 'Mummy Can Play Too... Short-term Music Therapy with Mothers and Young Children', *British Journal of Music Therapy*, 15(1): 27-36.

Pavlicevic, M. (1990) 'Dynamic Interplay in Clinical Improvisation', *Journal of British Music Therapy*, 4 (2): 5-9.

Pavlicevic, M. (1995) 'Music and Emotion: Aspects of Music Therapy Research', in A. Gilroy and C. Lee (eds), *Art And Music: Therapy And Research*. London: Routledge. pp. 51-65.

Pavlicevic, M. (1997) *Music Therapy in Context: Music, Meaning and Relationship*. London: Jessica Kingsley.

Pavlicevic, M. (1999) 'New Beginnings and New Endings', *South African Journal of Music Therapy*, 17- 1999: 25-26.

Pavlicevic, M. (2001) 'A Child in Time and Health—Guiding Images in Music Therapy', *British Journal of Music Therapy*, 15 (1): 14-21.

Payne, H. (ed.) (1993) *Handbook of Inquiry in the Arts Therapies*. London: Jessica Kingsley.

Plato (1987) *The Republic*. Translated by D. Lee. Harmondsworth: Penguin.

Priestley, M. (1975) *Music Therapy in Action*. London: Constable.

Priestley, M. (1995) 'Linking Sound and Symbol', in T. Wigram, B. Saperston and R. West (eds), *The Art and Science of Music Therapy: A Handbook*. Amsterdam: Harwood.

Purdie, H. (1997) 'Music Therapy with Adults who have Traumatic Brain Injury and Stroke', *British Journal of Music Therapy*, 11 (2): 45-50.

Robarts, J. (1994) 'Towards Autonomy and a Sense of Self ', in D. Dokter (ed.), *Arts Therapies and Clients with Eating Disorders*. London: Jessica Kingsley.

Robarts, J.Z. (1998) 'Music Therapy and Children With Autism', in C. Trevarthan, K. Aitken, D. Papoudi and J.Z. Robarts (eds), *Children With Autism: Diagnosis and Interventions to Meet Their Needs*. London: Jessica

Kingsley. pp. 172-202.

Robertson, J. (1996) Appendix, unpublished minutes of Scottish Music Therapy Council Seminar, 14 September 1996.

Rogers, P. J. (1992) 'Issues in Child Sexual Abuse', *Journal of British Music Therapy*, 7 (2): 5-15.

Rogers, P. (1993) 'Research in Music Therapy with Sexually Abused Clients', in H. Payne (ed.), *Handbook of Inquiry in the Arts Therapies*. London: Jessica Kingsley. pp. 197-217.

Rowan, J. (1991) *The Reality Game*. London and New York: Routledge. (1st edn. 1983).

Rowling, J.K. (1997) *Harry Potter and the Philosopher's Stone*. London: Bloomsbury.

Scheiby, B.B. (1998) 'The Role of Musical Countertransference in Analytical Music Therapy', in K.E. Bruscia (ed.), *The Dynamics of Music Psychotherapy*. Gilsum, NH: Barcelona. pp. 213-47.

Scheiby, B.B. and Nygaard Pederson, I. (1999) *Nordic Journal of Music Therapy*, 8 (1): 58-71.

Schullian, D.M. and Schoen, M. (eds) (1948) *Music and Medicine*. New York: Schuman.

Sekeles, C. (1996) *Music: Motion and Emotion*. St Louis, MD: MMB Music.

Simpson, F. (2000) 'Speaking with Clients—Perspectives from Creative Music Therapy', *British Journal of Music Therapy*, 14 (2): 83-92.

Sinason, V. (1992) *Mental Handicap and the Human Condition—New Approaches from the Tavistock*. London: Free Association Books.

Skille, O. and Wigram, T. (1995) 'The Effects of Music Vocalisation and Vibration on Brain and Muscle Tissue: Studies in Vibroacoustic Therapy', in T. Wigram, B. Saperston and R. West (eds), *The Art and Science of Music Therapy: A Handbook*. Amsterdam: Harwood. pp. 23-57.

Sloboda, A. (1994) 'Individual Music Therapy with Anorexic and Bulimic Patients', in D. Dockter (ed.), *Arts Therapies and Clients with*

Eating Disorders. London: Jessica Kingsley.

Sloboda, J. (1985) *The Musical Mind*. Oxford: Oxford Science Publications.

Standley, J. (1995) 'Music as a Therapeutic Intervention in Medical and Dental Treatment: Research and Clinical Applications', in T. Wigram, B. Saperston and R. West (eds), *The Art and Science of Music Therapy: A Handbook*. Amsterdam: Harwood. pp. 3-22.

Stern, D. (1985) The *Interpersonal World of the Infant: A View from Psychanalysis and Developmental Psychology*. New York: Basic Book.

Stewart, D. (2000) 'The State of the UK Music Therapy Profession: Personal Qualities, Working Models, Support Networks and Job Satisfaction', *British Journal of Music Therapy*, 14 (1): 13-27.

Stokes, J. and Sinason, V. (1992) 'Secondary Mental Handicap as a Defence', in A. Waitman and S. Conboy-Hill (eds), '*Psychotherapy and Mental Handicap*'. London: Sage.

Storr, A. (1992) *Music and The Mind*. London: Harper Collins.

Streeter, E. (1999) 'Finding a Balance between Psychological Thinking and Musical Awareness in Music Therapy Theory—a Psychoanalytic Perspective', *British Journal of Music Therapy*, 13 (1): 5-20.

Sutton J.P (1995) 'The Sound-world of Speech and Language Impaired Children', in A. Gilroy and C. Lee (eds), *Art and Music Therapy and Research*. London: Routledge. pp. 152-63.

Sutton, J.P. (2000) *A Short History of Music Therapy in Northern Ireland*, unpublished paper.

Sutton, J.P (2001) 'The Invisible Handshake: An Investigation of Free Musical Improvisation as a Form of Conversation'. PhD dissertation. Ulster: University of Ulster.

Sutton, J.P (2002) 'Trauma in Context' in J.P. Sutton (ed.), *Music, Music Therapy and Trauma: International Perspectives*. London: Jessica Kingsley.

Swiller, H.I., Lang, E.A. and Halperin, D.A. (1993) 'Process Groups for Training Psychiatric Residents', in A. Alonso and H.I. Swiller (eds), *Group Therapy in Clinical Practice*. Washington, DC: American Psychiatric Press. pp. 533-45.

Trevarthen, C. and Malloch, S. (2000) 'The Dance of Wellbeing: Defining The Musical Therapeutic Effect', *Nordic Journal of Music Therapy*, 9 (2): 3-17.

Turry, A. (1998) 'Transference and countertransference in Nordoff-Robbins Music Therapy', in K. Bruscia (ed.), *The Dynamics of Music Psychotherapy*. Gilsum, NH: Barcelona. pp. 161-212.

Tustin, F. (1972) *Autism and Child Psychosis*. London: Hogarth.

Tyler, H.M. (1998) 'Behind the Mask—An Exploration of the True and False Self as revealed in Music Therapy', *British Journal of Music Therapy*, 12 (2): 60-66.

Tyler, H.M. (2000) 'The Music Therapy Profession in Modern Britain', in P. Horden (ed.), *Music as Medicine*. Aldershot: Ashgate.

Tyler, H. (2002) 'In the Music Prison' in J. Sutton (ed.) *Music, Music Therapy and Trauma: International Perspectives*. London: Jessica Kingsley.

Usher, J. (1998) 'Lighting up the Mind, Evolving a Model of Consciousness and Its Application to Improvisation in Music Therapy', *British Journal of Music Therapy*, 12 (1): 4-19.

Van Colle, S. and Williams, T. (1995) 'Starting Out in Music Therapy Process Research', in A. Gilroy and C. Lee (eds), *Art and Music Therapy and Research*. London: Routledge. pp. 85-100.

Vink, A. (2000) 'The Problem of Agitation in Elderly People and The Potential Benefit of Music Therapy', in D. Aldridge (ed.), *Music Therapy in Dementia Care*. London: Jessica Kingsley. pp. 102-118.

Weinreb, B. and Hibbert, C. (eds) (1983) *The London Encyclopaedia*. London: Macmillan.

West, M. (2000) 'Music Therapy in Antiquity', in P. Horden (ed.), *Music as Medicine*. Aldershot: Ashgate. pp. 51-68.

Wigram, T. (1993a) 'The Feeling of Sound. The Effect of Music and Low

Frequency Sound in Reducing Anxiety and Challenging Behaviour in Clients with Learning Difficulties', in H. Payne (ed.), *Handbook of Inquiry in the Arts Therapies*. London: Jessica Kingsley. pp. 177-96.

Wigram, T. (1993b) 'Music Therapy Research', in M. Heal and T. Wigram (eds), *Music Therapy In Health And Education*. London: Jessica Kingsley.

Wigram, T. (1999) 'Contact in Music', in T. Wigram and J. De Backer (eds), *Clinical Applications of Music Therapy in Developmental Disability, Paediatrics and Neurology*. London: Jessica Kingsley.

Wigram, T., Rogers, P. and Odell-Miller, H. (1993) 'Music Therapy in the United Kingdom', in C. Dileo Maranto (ed.), *Music Therapy: International Perspectives*. Pipersville, PA: Jeffrey Books. pp. 573-604.

Wing, L. and Gould, J. (1979) 'Severe Impairments of Social Interactions and Associated Abnormalities in Children: Epidemiology and Classification', *Journal of Autism and Atypical Developmental Disorder*, 9: 11-29.

Winnicott, D.W. (1986) *Playing and Reality*. Harmondsworth: Penguin. (lst edn 1971).

Winnicott, D.W. (1990) 'Ego Distortion in Terms of the True and False Self', in *The Maturational Processes and the Facilitating Environment*. London: Karnac. (lst edn London: Hogarth 1965) pp. 140-152.

World Federation of Music Therapy, Bulletin 1, July 1997.

Zinkin, L. (1994) 'All's Well That End's Well. Or is it?', *Group Analysis*, 27 (1): 15-24.

图书在版编目（CIP）数据

音乐疗法／（英）史密斯（Smith，R.D.），（英）佩蒂（Patey，H.M.）著；陈晓莉译.--重庆：重庆大学出版社，2016.6（2024.2重印）

（创造性治疗系列）

书名原文：Music Therapy

ISBN 978-7-5624-9580-2

Ⅰ.①音… Ⅱ.①史… ②佩… ③陈… Ⅲ.①音乐疗法 Ⅳ.①R454.3

中国版本图书馆CIP数据核字（2016）第105341号

音乐疗法
YINYUE LIAOFA

〔英〕蕾切尔·达恩利-史密斯（Rachel Darnley-Smith）， 海伦·M.佩蒂（Helen M. Patey） 著

陈晓莉 译

鹿鸣心理策划人：王 斌

策划编辑：温亚男

责任编辑：敬 京

责任校对：谢 芳

重庆大学出版社出版发行

出版人：陈晓阳

社址：（401331）重庆市沙坪坝区大学城西路21号

网址：http://www.cqup.com.cn

重庆升光电力印务有限公司印刷

开本：890mm×1240mm 1/32 印张：7.25 字数：132千
2016年6月第1版 2024年2月第6次印刷
ISBN 978-7-5624-9580-2 定价：49.00元